LES
MÉDICAMENTS DU CŒUR

(ÉTUDE DE MÉDECINE EXPÉRIMENTALE)

DE L'ACTION DE QUELQUES MÉDICAMENTS
SUR LE CŒUR ISOLÉ

PAR LE

D' PAUL FAVEL

ANCIEN INTERNE DES HÔPITAUX DE LYON ET DE SAINT-ÉTIENNE

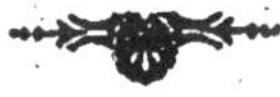

PARIS
LIBRAIRIE DE J.-B. BAILLIÈRE ET FILS
19, rue Hautefeuille
près du boulevard Saint-Germain

1887

LES MÉDICAMENTS DU CŒUR

LES

MÉDICAMENTS DU CŒUR

(ÉTUDE DE MÉDECINE EXPÉRIMENTALE)

DE L'ACTION DE QUELQUES MÉDICAMENTS

SUR LE CŒUR ISOLÉ

PAR LE

D' PAUL FAVEL

ANCIEN INTERNE DES HÔPITAUX DE LYON ET DE SAINT-ÉTIENNE

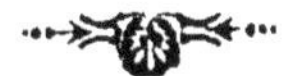

PARIS

LIBRAIRIE DE J.-B. BAILLIÈRE ET FILS

19, rue Hautefeuille

près du boulevard Saint-Germain

1887

INTRODUCTION

L'étude que nous avons entreprise a pour objet l'action de diverses substances médicamenteuses sur le cœur. Nos recherches ont porté exclusivement sur des cœurs détachés et complètement séparés de leur connexion avec les centres nerveux.

Ce genre d'expériences a été peu pratiqué en France, et a plutôt été réalisé par les physiologistes étrangers, en particulier dans les laboratoires des universités allemandes. Notons cependant les premières tentatives faites par Legallois, Poiseuille, dont les expériences ont été si bien perfectionnées par Ludwig et ses élèves.

Nous n'avons évidemment pas eu la prétention d'étudier tous les poisons du cœur, dont le nombre est immense, les différents composés chimiques ayant tous une action nocive sur cet organe, à des doses plus ou moins élevées. Parmi les substances que nous avons choisies, les unes n'ont pas encore été expérimentées, étant tout nouvellement introduites dans la thérapeutique; les autres ont surtout été étudiées sur des cœurs non isolés. Du reste, notre intention n'a pas été de faire une revue générale de tous les poisons connus et étudiés jusqu'à ce jour, et de les comparer entre eux, mais de présenter une série de recherches personnelles, dont les résultats ont été soigneusement et consciencieusement notés.

1

Nous nous sommes servi, à cet effet, de cœurs de grenouilles, qui continuent à battre après avoir été isolés et dont on peut entretenir très longtemps la vitalité au moyen de circulations artificielles.

Ces recherches nous ont été inspirées par M. le professeur Lépine, dans le laboratoire duquel elles ont été faites. C'est grâce à son aide et à ses conseils que nous avons pu mener à bien ce travail long et difficile. Nous sommes heureux de lui témoigner publiquement notre reconnaissance pour l'affection qu'il a eue pour nous, et l'intérêt avec lequel il nous a toujours guidé dans le cours de nos études.

M. Aubert, chef du laboratoire, a bien voulu se charger de la construction difficile et délicate des principales pièces de notre appareil, nous l'en remercions sincèrement.

Nous remercions aussi nos amis MM. Montagnon et Meurer, internes des Hôpitaux, à qui nous devons les traductions allemandes qui nous ont été nécessaires, et M. Barral, préparateur à la Faculté, qui a mis à notre disposition ses nombreuses connaissances physiques et chimiques.

Nous avons puisé largement dans l'excellente thèse d'agrégation que M. le professeur Albert Réné a eu l'obligeance de nous envoyer, thèse dans laquelle nous avons trouvé un exposé complet de tous les travaux faits jusqu'à ce jour sur le muscle cardiaque.

Le traité magistral de la *Circulation du sang*, par le professeur Marey, nous a été également d'un grand secours.

La première partie de ce travail comprendra une

étude rapide des circulations artificielles et de leur action physiologique. Nous décrirons ensuite l'appareil qui a servi à nos recherches et verrons quels sont les résultats qu'il donne. Nous examinerons enfin le mode d'action des différentes substances que nous avons expérimentées. De là découleront les comparaisons que nous pourrons faire entre elles et les conclusions que nous devrons tirer de notre travail.

DE

L'ACTION DE QUELQUES MÉDICAMENTS

SUR LE

CŒUR ISOLÉ

PREMIÈRE PARTIE

DES CIRCULATIONS ARTIFICIELLES ET DE LEUR ACTION PHYSIOLOGIQUE

On sait depuis longtemps que le cœur des animaux à sang froid, celui de la grenouille et de la tortue en particulier, continuent à battre pendant un temps considérable après leur isolement; mais ce temps devient beaucoup plus long si, une fois la fibre musculaire fatiguée et devenue pour ainsi dire impuissante par suite de l'absence d'un liquide nourricier, on la met au contact d'une substance revivifiante, comme le sérum artificiel mélangé à du sang défibriné. Si maintenant, au lieu de changer simplement ce liquide lorsque son action commence à s'épuiser, on établit une véritable circulation au moyen d'un appareil quelconque, la vitalité du cœur devient considérable, et celui-ci peut battre pendant des heures entières. On se trouve

alors placé dans les conditions normales, sauf que l'on
n'a plus à tenir compte des nerfs extrinsèques et que
l'action des centres est par cela même supprimée. Il
sera par suite facile, une fois que l'on connaîtra bien la
marche de l'expérience, d'introduire progressivement
dans le sang artificiel, que l'on fait circuler, les substances médicamenteuses que l'on veut étudier et d'en
voir les effets.

Voyons, tout d'abord, si le cœur peut battre dans ces
conditions et comment agissent les circulations artificielles.

Dans un article de la *Revue mensuelle* de 1877,
intitulé : « De l'influence des sels sur la contraction
cardiaque », M. Lépine passe en revue les travaux qui
avaient été faits à ce sujet et résume les conclusions
des expériences de Merunowicz (1).

Ces travaux ont trait à la contraction propre du
cœur avec ou sans ses ganglions intracardiaques.

Ludwig (2) détachant par une section transversale
la pointe du ventricule du cœur de la grenouille, vit
celle-ci cesser de battre alors que le reste du cœur
conservait ses mouvements. Il en conclut que les ganglions étaient nécessaires au rythme cardiaque. A sa
suite on avait toujours admis qu'en liant le cœur d'une
grenouille au-dessous du sillon auriculo-ventriculaire

---

(1) Merunowicz. — *Ueber die chemischen Bedingungen für die
Entstehung des Herzschlages. (Arbeiten aus der physiologischen Instalt
ru Leipzig pro 1875,* p. 132.)

(2) Ludwig. — *Ueber die Herznerven d. Frosches. (Müller's Arch.,*
1848, § 139.)

et en supprimant par cela même l'action possible des ganglions nerveux situés au-dessus, le ventricule s'arrêtait en diastole.

Ces idées furent soutenues par Stannius (1) et semblèrent absolument prouvées par les expériences de Heidenhain (2) et Eckhart (3). On avait cependant remarqué que s'il ne battait pas spontanément, le ventricule avait des contractions rythmiques sous l'influence d'excitations extérieures, électriques ou autres, et qu'en le maintenant au contact de sérum, ces contractions pouvaient se renouveler pendant longtemps. Goltz (4), revenant même aux idées de Haller (5) affirma que c'était la présence du sang qui excitait le cœur et que les ganglions n'étaient que des centres réflexes par lesquels cette excitation réagissait sur l'appareil moteur.

C'est alors en 1871 que furent publiées les expériences du physiologiste américain Bowditch (6), faites dans le laboratoire de Leipzig. Ce fut le premier qui employa les circulations artificielles.

Il introduisit une canule dans le ventricule du cœur d'une grenouille et lia celui-ci à son tiers supérieur

---

(1) STANNIUS. — *Zwei Reihen physiolo. Versuche.* — *Rostock,* 1851.

(2) HEIDENHAIN. — *Müller's Arch.,* 1858, p. 479.

(3) ECKHART. — *Zur Theorie der Ursachen d. Herzbeweg.* — *Beitrzge zur. Anat. und Phys. Giessen,* 1858. .

(4) GOLTZ. — *Virchow's Arch., B. XXI, H. II,* 1861.

(5) HALLER. — *Opera minora, T. I,* p. 153.

(6) BOWDITCH (H. P.) — *Ueber die Eigenthümlichkeiten der Reizbarkeit welche die Muskelfasern des Herzen zeigen. (Arbeiten aus der physiol. etc. pro* 1871, p. 139.)

sur cette canule. Cette dernière recevait d'un côté du sérum par un flacon de Mariotte, destiné à rendre la pression constante, et de l'autre communiquait avec un petit manomètre à mercure, dont les oscillations s'inscrivaient sur un cylindre enregistreur.

Il remarqua bien, comme ses prédécesseurs, que le cœur entrait en contraction si on le soumettait à une excitation extérieure, mais il vit de plus qu'il battait de lui-même, rythmiquement, si au sérum on ajoutait une petite quantité de delphinine (1). Il n'interpréta pas ce fait et on pensa généralement que l'action d'un poison était nécessaire pour faire entrer le ventricule en contraction.

Ces idées furent reconnues fausses par Luciani (2), professeur à l'Université de Parme, qui découvrit, dans le laboratoire de Leipzig, qu'avec du sérum, sans addition de delphinine, le cœur se mettait à battre spontanément au bout d'un certain temps et avait des contractions rythmées, séparées par de longues diastoles. Stannius n'avait pas remarqué ce fait, parce qu'en liant le cœur sans canule il l'empêchait de se vider, et Bowditch, parce qu'il n'avait pas attendu le temps nécessaire.

De là découlait naturellement l'idée de voir dans quelles conditions le sérum agissait le mieux. C'est ainsi que Luciani remarqua que le sérum frais rendait

---

(1) La delphinine est un alcaloïde qui a été retiré par Brandes des semences de la staphysaigre, substance anticonvulsivante.

(2) L. LUCIANI. — *Eine periodische Funktion des isolirten Frosch-herzens. (Ber. d. sachs. Acad., 1873.)*

les contractions plus hautes, plus rapides et plus fréquentes.

Ces recherches furent poursuivies par Rossbach (1), professeur à Wurtzburg, sous la direction de Ludwig. Il observa que si on mélangeait au sérum du sang de lapin, les longues diastoles, qui séparaient les séries de contractions observées par Luciani, disparaissaient et que les battements du cœur devenaient réguliers tant que le sang contenait de l'oxygène. Il remarqua également ment que la vératrine ramenait ces diastoles et qu'une solution de chlorure de sodium à 6 % ralentissait les battements.

C'est à la suite de ces travaux que Merunowicz (2) publia en 1875 ses expériences. Il trouva, comme ses prédécesseurs, que le ventricule se mettait à battre spontanément si on le remplissait de sérum; mais il remarqua que les premières contractions ne commençaient pas immédiatement et qu'il fallait une demi-heure et plus pour qu'elles se produisissent. A ce moment elles devenaient de plus en plus fréquentes pour diminuer ensuite et disparaitre. Ce n'est qu'en renouvelant le sérum qu'on en avait de nouvelles. Quant à la delphinine, elle avait évidemment une action excitante, mais qui n'était pas comparable à celle de l'hémoglobine. Merunowicz expliquait, avec raison, la longue durée de la diastole initiale et les pauses nom-

---

(1) Rossbach. — Ueber die Umwandlung der periodisch aussetzenden Schlagfolge des isolirten Froschherzens in die rythmischen. (Arbeiten etc., pro 1874, p. 25.)

(2) Merunowicz. — Loc. cit.

breuses qui suivaient les premières contractions par la lenteur de la diffusion du liquide qui baignait la cavité du ventricule.

En comparant l'action de l'eau salée à 6 % à celle de la même solution additionnée de sang, il observa qu'en se servant de la première les contractions étaient beaucoup moins hautes. Il remarqua que la solution saline seule ne suffisait pas à entretenir la vitalité du cœur. En renouvelant cette solution, il ne rendait au cœur sa force que pour un temps de plus en plus court, et après avoir changé un certain nombre de fois la solution, le ventricule dont les contractions devenaient de plus en plus faibles finissait par ne plus battre; les excitations extérieures elles-mêmes étaient impuissantes. Le cœur était épuisé, mais non mort, car il suffisait de mélanger un peu de sang à la solution salée pour qu'il se remit à battre.

Merunowicz étudia ensuite l'action des différents sérums sanguins. Il vit que l'extrait alcoolique de sérum agissait comme celui-ci; que l'extrait alcoolique double avait une action moindre que l'extrait simple, mais plus grande que celle de l'eau salée; que la solution aqueuse des cendres du sérum ranimait le cœur aussi bien que celui-ci.

Il étudia ensuite l'action du carbonate de soude et du chlorate de potasse. Le premier mélangé à une solution de sel marin à 6 % avait une action excitante et pouvait réveiller les battements d'un cœur épuisé par le chlorure de sodium seul (1); quant au chlorate de potasse,

---

(1) GASER (Die Leistungen des entblateten Froschherzens, Arch. für

il ne possédait aucun effet, ce qui ne doit pas nous étonner, puisque c'est un poison du cœur.

Merunowicz conclut de ses expériences que le cœur peut battre indépendamment de ses ganglions, pourvu qu'on en entretienne la vitalité par un liquide nutritif tel que l'eau salée mélangée à du sang.

Bernstein (1) combattit ces conclusions ; il imagina de séparer physiologiquement, suivant l'expression de François Franck, la pointe du ventricule du reste du du cœur et, par suite, des ganglions intra-cardiaques au moyen de pinces fines, à bords mousses, qui séparaient les parois musculaires sans les déplacer et sans perforer les ventricules. Dans ces conditions, la base continuait à battre tandis que la pointe demeurait immobile.

La même expérience fut répétée plusieurs ⁀⁀s par Bowditch (2) et eut le même résultat. Dans les a⁀⁀us cas où il y eut des contractions de la pointe, ⁀ ⁀ que la séparation physiologique était incomplète.

Les expériences de Merunowicz, qui se trouvaient par suite battues en brèche, furent reprises par plusieurs physiologistes: Gaskell (3) en Angleterre et

---

physiol., 1878) a vu que la soude caustique produisait le même effet revivifiant que le carbonate de soude, quand on l'ajoute à la solution salée.

(1) J. Bernstein. — Ueber den Sitz der automatischen Erregung im Froschherzens (Med. Centralblatt, 1876).

(2) H.-P. Bowditch. — Does the apex of the heart contract automatically (Journ. of physiol., I, 1878).

(3) W.-H. Gaskell. — On the tonicity of the heart and blood vessels (Journ. of physiology, III, 1880, et Royal Society, London).

J.-M. Ludwig et Luchsinger (1) en Allemagne. Ces auteurs les reconnurent vraies et virent dans certaines conditions la pointe séparée physiologiquement du reste du cœur entrer en contractions.

Gaskell remarqua qu'il suffisait, pour mettre en mouvement la pointe du cœur, de comprimer l'aorte et que, dès qu'on cessait la pression, le ventricule s'arrêtait.

Ludwig et Luchsinger se servirent pour leurs expériences d'une canule double dont une partie communiquait avec un vase à pression, tandis que l'autre était en relation avec un manomètre. Dans ces conditions ils virent la pointe du cœur avoir spontanément à un moment donné des contractions rythmiques.

La pression avait donc une influence sur les battements du cœur.

Cette conclusion fut attaquée par H. Aubert (2) et défendue par Lowit (3) à la suite d'une série d'expériences remarquables, consistant à injecter dans le ventricule du cœur de la grenouille, séparé des ganglions nerveux, un mélange de phosphate et de carbonate de soude à des pressions de plus en plus fortes.

Ensuite sont survenus les travaux faits en France

---

(1) J.-M. Ludwig et B. Luchsinger. — *Zur Innervation des Herzens* (*Med. Centralblatt*, 1879 et *Archives de Pflüger*, t. XXV).

(2) H. Aubert. — *Unters. über die Irritabilität und Rhytmicität des nervenhaltigen und nervenlosen Froschherzens* (*Arch. de Pflüger*, t. XXIV*.

(3) H. Lowit. — *Beitr. zur Kenntniss der Innervat. d. Herzens* (*Arch. de Pflüger*, t. XXV).

par M. Dastre (1), travaux qui ont définitivement tranché la question.

M. Dastre fait comme ses prédécesseurs la séparation physiologique de la pointe du cœur d'une grenouille et met celle-ci en rapport avec un cœur de tortue, battant régulièrement, au moyen d'un tube en caoutchouc. Il arrive alors que la pointe du cœur de la grenouille se met à battre d'une façon isochrone avec le cœur de la tortue, pendant que la base a ses battements propres.

Donc conclut M. Dastre : « Chaque afflux de sang « fait contracter le muscle en dehors de toute action « nerveuse ; celle-ci n'est qu'une influence surajoutée. « Théoriquement on peut dire que le système nerveux « n'est dans le cœur qu'un appareil de perfectionne- « ment nullement indispensable au jeu régulier de « l'organe. »

M. Dastre a fait une autre série d'expériences dans lesquelles la pression s'exerçait à l'extérieur du cœur. Dans ce cas il n'y avait pas de battements ; d'où cette conséquence naturelle que la pression agit comme agent de distension et c'est cette distension diastolique qui excite le muscle cardiaque.

En somme, suivant l'interprétation de François Franck, les appareils ganglionnaires sont des organes d'entretien et de régulation, et la fonction rythmique est l'attribut de la fibre musculaire.

---

(1) DASTRE. — *Recherches sur les lois de l'activité du cœur* (Journal de l'Anatomie, 1882).

Nous conclurons donc avec M. Albert Réné (1) qui a étudié très longuement dans sa thèse les circulations artificielles : « qu'avec des circulations faites dans la « pointe isolée, on obtient un rythme qui ne peut être « attribué qu'à une propriété musculaire, étant admis, « naturellement, que cette propriété musculaire ne « peut se manifester que dans certaines conditions « physiologiques. »

C'est cette propriété que nous avons constatée dans nos expériences, qui nous a permis d'étudier l'action de divers poisons sur des cœurs isolés soumis à des circulations artificielles.

---

(1) Albert Réné. — *Propriétés physiologiques du muscle cardiaque.* (Thèse d'agrégation, Nancy, 1886. page 84).

DEUXIÈME PARTIE

DESCRIPTION ET FONCTIONNEMENT DE L'APPAREIL

Après les intéressants travaux dont nous venons de donner un aperçu, et quand il fut prouvé qu'un cœur de grenouille, dans lequel on entretenait une circulation artificielle avec une pression suffisante, avait des battements rythmiques se prolongeant pendant un temps considérable, les appareils destinés à ce genre de recherches se multiplièrent. Sans entrer dans la description de chacun d'eux, qui découlent naturellement les uns des autres, nous dirons qu'ils ont tous pour principe de mettre le cœur en expérience en communication avec un manomètre, dont on peut noter les excursions par la méthode graphique ou par les mensurations simples.

D'autres physiologistes au lieu de mettre le ventricule en communication avec un manomètre, plongent le cœur dans une ampoule fermée et pleine de liquide qui correspond alors avec un manomètre enregistreur ; ils obtiennent ainsi les variations de volume de l'organe au moment de la systole et de la diastole : tel est, par exemple, l'appareil de Roy, dans lequel le cœur est plongé dans de l'huile tiède.

L'appareil dont nous nous sommes servi pour nos

expériences est celui que Williams (1) a employé pour étudier l'action de la digitaline et de l'helléborine sur le cœur, sous la direction du professeur Schmiedeberg. La description en est faite dans les *Archives de pathologie et de pharmacologie expérimentales de Strasbourg*, et c'est d'après cette description qu'il a été construit et légèrement modifié dans le laboratoire de M. le professeur Lépine.

Il présente un perfectionnement très ingénieux et très important qui permet d'étudier avec beaucoup plus de rigueur les contractions cardiaques et qui consiste dans l'établissement en avant et en arrière du cœur, dans le système de tubes destinés à la circulation artificielle, de deux soupapes faisant valvule et réglant le cours du sang comme il doit l'être à l'état normal. Nous verrons ultérieurement de quelle façon ont été confectionnées ces soupapes.

Pour la facilité de la description et l'intelligence de l'expérimentation, nous avons joint à notre travail une planche qui représente l'appareil dont nous nous sommes servi (2). C'est à elle que nous prions le lecteur de se reporter pour l'explication qui va suivre.

Le cœur de la grenouille, que l'on peut voir figuré en C, se trouve placé entre deux systèmes de tubes reliés entre eux par une canule en forme d'Y, qui pénètre dans le ventricule par sa branche verticale. C'est dans

---

(1) WILLIAMS. — *Arch. für experimental Pathology und Pharmacology, t. I II.*

(2) Cette planche est due à l'obligeance de notre ami M. F. Chauvin, ingénieur civil, qui en a fait le dessin avec beaucoup d'exactitude.

ces tubes que doit circuler le liquide qui entretiendra la vitalité du cœur. A cet effet on le place dans le flacon F, qui communique par une tubulure avec le reste de l'appareil et que l'on prend assez large pour que la hauteur du niveau du liquide qu'il renferme ne change pas trop rapidement. Ce niveau doit être suffisamment élevé au-dessus du cœur pour que la pression fasse pénétrer le sérum artificiel jusque dans le ventricule, qui le chassera à son tour dans la direction opposée.

Le flacon, dont nous venons de parler, communique par un tube en caoutchouc avec un autre tube coudé à angle droit, fixé dans un bouchon et mis en rapport avec l'une des branches de l'Y, qui forme la canule. Entre ces deux tubes se trouve en V_1 la première valvule, qui est destinée à empêcher le liquide venant du flacon de refluer vers celui-ci, au moment de la contraction du cœur.

L'autre branche en Y de la canule se prolonge avec un tube également à angle droit fixé dans le même bouchon, au bout duquel se trouve la deuxième valvule V_2, qui a pour but d'empêcher le sérum artificiel de revenir dans le cœur, quand il a été lancé par celui-ci. Puis, plus loin, nous trouvons un tube en U, T_2, faisant office de manomètre et muni d'une échelle graduée en millimètres.

En avant de celui-ci, en A, se trouve une tubulure, qui communique par un tube en caoutchouc avec une pointe très fine et qui permet au liquide, qui a franchi la valvule V_2, de s'écouler goutte à goutte, de façon que le niveau reste constant dans le manomètre T_2. Ce liquide est reçu dans le réservoir R, d'où on peut le

2

reporter dans le flacon F_1 lorsque le niveau commence à baisser dans celui-ci.

Nous verrons comment en fermant le tube en caoutchouc qui se trouve en A avec une pince, on peut mesurer la pression maxima à laquelle le cœur fait équilibre.

Le tube en U, qui fait manomètre, est ouvert en B pour permettre de remplir plus facilement l'appareil qui doit être vide d'air et on le ferme ensuite en cet endroit avec un bouchon en caoutchouc.

Telle est la première partie de notre appareil, qui est destinée à mesurer la contraction cardiaque.

A celle-ci, s'en ajoute une seconde, qui était séparée dans les expériences de Williams et que nous avons réunie à la première. Elle est destinée à mesurer manométriquement l'augmentation de volume du cœur et sa diminution au moment de la diastole et de la systole.

Pour arriver à ce résultat, on plonge le cœur muni de sa canule dans une cloche pleine de liquide, bien fermée en haut par le bouchon en caoutchouc, que traversent les tubes, et communiquant en bas avec un tube en U, T_1, également armé d'une échelle graduée.

Il est clair, alors, qu'à chaque augmentation de volume du cœur, le liquide montera en T_1 et qu'il en redescendra à chaque diminution. En t se trouve un petit tube surajouté, qui arrive dans la cloche au ras du bouchon et qui permet aux bulles d'air, qui pourraient se trouver sous le bouchon au moment où on l'enfonce, de sortir de la cloche. Ce petit tube se ferme ensuite avec un cylindre de caoutchouc.

Quant aux valvules, on les confectionne de la façon suivante, suivant les indications de Williams. On chauffe un tube de verre et en un point limité on perfore celui-ci, avec un fil de platine fin. Profitant ensuite de ce que le verre est malléable, on étire le tube dans la partie chauffée ; le trou que l'on vient de faire se transforme par cela même en fente allongée. On ferme à la lampe le bout du tube qui est étiré, et alors on a une espèce d'entonnoir très long, ouvert sur le côté et suivant une fente linéaire dans la direction de la partie la moins large. Cette fente doit avoir 3 à 4 centimètres en longueur sur une largeur de 1 ou 2 millimètres.

Ceci étant fait, on prend une membrane de baudruche que l'on taille de façon qu'elle recouvre et un peu au delà la fente dont nous venons de parler et qu'elle s'applique sur les deux tiers en largeur de la partie étirée du tube. On la fixe aux deux bouts, au moyen de fils fins et bien serrés, et sur la partie médiane on pose un troisième fil pour compléter la stabilité de la membrane. Il faut avoir soin que celle-ci ne fasse aucun pli et recouvre exactement le tube, que l'on a fait bien égal.

Cela terminé, on fixe le tout dans un autre tube plus large, ainsi que le montre la figure, de sorte que la valvule se trouve placée directement dans le courant de la circulation artificielle et que le sérum ne peut passer qu'à travers la fente en soulevant la baudruche, sans pouvoir revenir en arrière.

Ce petit appareil très simple, réalise d'une façon admirable le but qu'on se propose d'atteindre, lorsqu'on l'a fait exactement, ce à quoi on arrive avec un peu d'habitude et beaucoup de patience. La membrane peut se conserver très longtemps sans se déchirer et on la remplace facilement, si on s'aperçoit qu'elle n'est plus suffisante à arrêter les liquides, ce dont on doit s'assurer avant chaque expérience.

Maintenant il sera facile de comprendre le fonctionnement de l'appareil. Disons, tout d'abord, que celui-ci doit être, au moment où l'on s'en sert, bien plein de liquide et vide absolument d'air. On doit avoir soin également de le laver à grande eau, après chaque expérience, de façon à ce qu'il soit d'une propreté parfaite et ne contienne aucun caillot ou aucune substance étrangère, qui puissent entraver la marche de l'expérience et tromper l'expérimentateur.

Il faut, pour le construire, se servir le moins possible de tubes en caoutchouc, qui ne transmettent pas aussi intégralement que le verre les pressions destinées à se mesurer au manomètre; cette remarque ne s'applique pas à la partie située avant la première valvule, les contractions du cœur n'ayant aucune influence sur elle.

Nous avons employé pour nos manomètres des tubes en U bien calibrés qui n'ont pas été changés dans le cours de nos expériences (1). Le long de ces tubes étaient appliquées des règles divisées en centimètres et millimètres, nous permettant de noter exactement les excursions des colonnes liquides.

L'appareil une fois installé et le cœur mis en place, on enlève les pinces à pression continue qu'on avait mises sur les tubes en caoutchouc en F et en A, et on établit le courant.

---

(1) Le manomètre T_1 avait par centimètre cube un volume égal à $0^{cc},07353$, le manomètre T_2 un volume égal à $0^{cc},09195$.

Le sérum artificiel qui se trouve dans le flacon F débouché naturellement, à une hauteur plus grande que le cœur, tend à descendre vers lui; il passe alors entre la valvule V_1 et le verre, et arrive par le tube coudé et la canule dans le ventricule C, qui se dilate.

Supposons qu'à ce moment la systole se produise, le liquide est chassé par le ventricule dans les deux branches en Y de la canule, mais du côté du flacon, il est arrêté par la valvule V_1 et ne peut se porter qu'en sens opposé. Il arrive donc vers la valvule V_2 qu'il refoule et qui l'empêche à son tour de revenir en arrière. On voit par suite que le mouvement imprimé au liquide par la systole du cœur, ne se transmet que du côté du manomètre T_2 et se manifeste par une ascension de la colonne qui s'y trouve, colonne qui revient ensuite à son niveau primitif, lorsque le liquide lancé par le cœur est sorti en A.

Si, au contraire, la systole ne se produit pas, le sérum artificiel passera directement d'une des branches de la canule dans l'autre et ira également sortir par la tubulure d'écoulement.

Le liquide s'écoulant en A, on reportera le contenu du réservoir R dans le flacon F et on aura ainsi une circulation ininterrompue, se rapprochant absolument de la circulation normale.

Quant au manomètre T_1, il donnera exactement par les oscillations de sa colonne liquide, la différence de volume du cœur en diastole et en systole; ces oscillations seront naturellement inverses de celles du manomètre T_2.

Supposons maintenant, que nous mettions en A une

pince à pression continue. La colonne liquide, chassée dans le manomètre T_2 par le cœur, ne pourra ni sortir en A, ni franchir la valvule V_2, qui s'oppose à son retour. Il arrivera alors, qu'à chaque systole le niveau s'élèvera dans le tube T_2 et que le cœur aura à supporter le poids d'une colonne liquide de plus en plus forte. En mesurant la hauteur maxima à laquelle celle-ci peut s'élever, et sa distance verticale du ventricule, on aura facilement la pression la plus forte à laquelle le cœur peut faire équilibre.

On pourra donc, avec cet appareil, connaitre à un moment quelconque de l'expérience :

1º Le nombre des battements à la minute;

2º La différence de volume du cœur en diastole et en systole, représentée par l'oscillation d'une colonne liquide, dans un manomètre gradué et de calibre connu ;

3º La force de contraction de ce même cœur donnée par un manomètre identique ;

4º La pression maxima à laquelle le cœur peut faire équilibre, déterminée par une colonne liquide, dont la hauteur au-dessus de celui-ci est connue.

TROISIÈME PARTIE

MANUEL OPÉRATOIRE ET DÉTAILS DE L'EXPÉRIENCE

Nous avons vu, dans notre étude sur les circulations artificielles, quels étaient les divers liquides employés pour les réaliser. Celui qui nous a paru préférable est un mélange de sang de veau défibriné et d'eau salée dans la proportion de 1 de sang pour 2 d'eau.

Nous nous sommes d'abord servi de sang de chien pris directement sur l'animal, au moment de l'expérience; puis, en raison des difficultés de ce procédé, nous avons préféré le sang de bœuf ou mieux de veau (1), que l'on se procure plus facilement dans es abattoirs et que l'on peut avoir frais tous les jours, ce qui est indispensable pour la bonne réussite des expériences. Quant à l'eau salée, elle a été faite dans la proportion de 7,5 pour cent.

Nos recherches ont été faites sur des cœurs de grenouilles, choisies aussi grosses que possible, et dont le poids variait de 40 à 60 grammes. Toutes les grenouilles ne sont pas bonnes pour les expériences et il faut souvent en sacrifier plusieurs pour en trouver une qui remplisse les conditions voulues. Celles qui ont le

---

(1) Williams se servait habituellement de sang de lapin.

cœur et le foie graisseux, celles qui sont trop vieilles ou ont séjourné trop longtemps dans les viviers d'un laboratoire, doivent être rejetées absolument, car avec elles, on s'exposera à voir l'expérience ne pas marcher ou marcher mal, et s'arrêter brusquement et sans cause.

La température et les saisons ont également une influence considérable; presque toutes nos expériences ont été faites en automne ; en hiver, au contraire, nous avons eu beaucoup de peine à en réussir quelques-unes.

Cette action saisonnière a été parfaitement indiquée par M. Albert Réné, dans sa thèse d'agrégation. Il cite à ce sujet l'opinion de Ringer (1) qui concorde parfaiment avec ce que nous avons dit plus haut. Nous pensons qu'il faut tenir compte également de l'état d'hibernation, dans lequel se trouvent les grenouilles au moment de l'hiver.

Nous verrons plus loin quelle est l'influence de la température.

Avant de décrire le mode opératoire, nous allons donner rapidement l'anatomie du cœur de la grenouille.

Celui-ci se compose de trois cavités : il a deux oreillettes et un seul ventricule, qui communique avec le bulbe aortique, d'où naissent les deux aortes, qui constituent le système artériel. L'oreillette gauche reçoit

---

(1) S. Ringer. — *Concerning the influence of season and of temperature on the action and the antagonisme of drugs. (Journ. of physiology, III).*

les veines pulmonaires, l'oreillette droite les veines caves.

Les nerfs extrinsèques sont fournis par le pneumo-gastrique. Les ganglions nerveux, qui constituent l'innervation intrinsèque, sont au nombre de trois principaux : le ganglion de Remak, à l'embouchure de la veine cave inférieure ; le ganglion de Bidder, placé dans la cloison auriculo-ventriculaire gauche ; le ganglion de Ludwig, situé dans la cloison inter-auriculaire. Les deux premiers sont des centres excitateurs ; le dernier un centre modérateur (?). On voit qu'il n'y en pas dans le ventricule sur lequel ont porté nos expériences.

Les fibres musculaire du cœur de la grenouille, d'après M. Albert Réné, sont de deux sortes : les unes ressemblent aux fibres cardiaques ordinaires, les autres se rapprochent des fibres musculaires des petites artères. Quant aux vaisseaux, ils manquent absolument. Le sang arrive pendant la diastole dans des espaces caverneux, situés entre les fibres musculaires et en sort au moment de la systole ; il arrive même jusque sous le péricarde viscéral. C'est donc par une véritable imbibition que le liquide des circulations artificielles agit sur la fibre musculaire.

Ce liquide se rend dans le ventricule au moyen d'une canule, ainsi que nous l'avons déjà vu. Cette canule est en forme d'Y et pénètre dans le cœur par sa branche verticale. Les dimensions qui nous ont paru préférables sont de 1 millimètre pour la largeur et de 2 centimètres pour la longueur de la branche droite. Trop large, elle ne pourrait pénétrer dans l'aorte ; trop longue ou trop étroite, elle transmettrait insuffisamment ou même pas du tout l'ondée sanguine mise en mouvement par la contraction du cœur.

On peut la faire légèrement courbe suivant la direction de l'aorte, sans trop exagérer la courbure à cause de la décomposition des forces.

On choisira, s'il est possible, une canule en argent, qui ne s'oxyde pas, et avant chaque essai, on s'assurera qu'elle est bien perméable.

La plus grande difficulté de l'opération consiste dans l'introduction de la canule dans le ventricule. Pour arriver à ce but, après avoir solidement fixé la grenouille sur une plaque de liège ou de bois par ses quatre pattes avec un fil ou avec des épingles, on enlève la partie antérieure du thorax, peau, muscles, sternum et clavicule, en ayant soin de ne pas léser le cœur. Celui-ci, une fois mis à nu, on détache le péricarde et on dénude les deux aortes. On lie avec un fil de soie l'aorte droite, qui est inutile, et on passe sous le bulbe aortique trois fils, que l'on sépare. Les deux fils extrêmes serviront à maintenir le cœur pendant l'opération, celui du milieu sera destiné à la ligature. Ceci fait, on on ouvre en la ponctionnant l'aorte gauche au-dessus du bulbe, de façon à introduire la canule, que l'on dirige alors dans le sens de celle-ci.

Lorsqu'on est arrivé dans le ventricule, ce qui n'est pas sans difficulté, on lie solidement l'aorte sur la canule, de sorte que le ventricule ne communique plus qu'avec celle-ci ; puis, soulevant légèrement le cœur, on pose une ligature sur les veines caves et pulmonaires, pour ne laisser aucune autre issue que la canule au liquide, qui sera versé dans le cœur par l'appareil.

On détache alors complètement l'organe en sectionnant au-dessous des ligatures, et on le plonge dans la cloche dont nous avons parlé, qui est pleine de notre solution salée et qui est destinée à noter les différences de volume entre la diastole et la systole.

Il faut une certaine habitude pour mener à bien cette petite opération, que l'on ne peut faire sans un aide ; on aura bien soin en enfonçant la canule de ne pas transpercer le bulbe ou la paroi musculaire du cœur et de ne pas dilacérer les tissus, pour éviter toute issue de sérum artificiel au moment de l'expérience.

Le cœur mis en place, on enlève les pinces qui fermaient les tubes en caoutchouc et le courant s'établit. Le liquide pénètre dans le ventricule qui se dilate et réagit par des contractions rares d'abord, et irrégulières avec des arrêts nombreux, puis, de plus en plus fréquentes jusqu'à ce que le rythme se constitue d'une façon parfaite et avec assez de régularité pour qu'on puisse commencer l'expérience.

Mais il ne faudrait pas croire que les battements se montrent toujours dès le début. Il faut quelquefois attendre dix, vingt et trente minutes même avant de voir apparaître la première contraction qui peut être à son tour très éloignée de la seconde. Ces cœurs paresseux semblent avoir, suivant l'heureuse expression de Marey, besoin d'une longue imbibition, pour entrer en mouvement Si la contraction ne se montre pas, il ne faut pas se hâter d'abandonner le cœur, mais s'armer de patience, car celui-ci peut être très bon et battre dans la suite avec une régularité et une force surprenantes. On pourra toujours, du reste, se rendre compte de l'état de vie ou de mort de l'organe ; car en le touchant légèrement ou en serrant entre les doigts le tube en caoutchouc qui amène le sang, ce qui exerce une pression, on verra la contraction se produire.

En effet, comme nous l'avons vu, la pression a une grande influence sur la contraction. Il nous est arrivé très souvent de la provoquer, alors qu'elle se faisait attendre, en élevant le flacon F de quelques centimètres de plus, ou en fermant l'orifice A et en constituant une colonne liquide en T_2 de plus en plus forte, qui agissait sur le cœur de la même manière.

Dans nos expériences nous avons établi nos pressions de la façon suivante, qui nous a paru la meilleure :

Le cœur étant à 6 ou 7 centimètres au-dessus du plan de la table, la hauteur du flacon F avait 18 ou 20 centimètres et l'écoulement en A était réglé de telle sorte que le niveau en T_2 soit légèrement plus bas que le niveau en F.

Quant au niveau en T_1, on s'arrangeait de façon à ce qu'il se trouve en un point connu, toujours le même, en aspirant au besoin un peu du liquide qui se trouve dans le manomètre.

Si la pression a une influence sur la contraction, la température a aussi une action considérable. Le froid ralentit les battements, et la chaleur les accélère. C'est un fait que Sénac (1) fut le premier à constater et qui depuis a été reconnu vrai par beaucoup de physiologistes et démontré par Vulpian en France. Cyon (2) et

---

(1) SÉNAC. — *Traité de la structure du cœur.*

(2) E. CYON. — *(Pflügers Archiv., 1871).*

Aristow (1) ont fait des recherches très intéressantes sur l'influence de la température, dans les cas de circulations artificielles.

Leurs expériences ont été ensuite complétées par Marey, qui a traité très complètement la question dans son livre (2) surtout au point de vue du travail produit et est arrivé à la conclusion suivante :

« L'échauffement accélère d'abord le rythme du
« du cœur et augmente le travail produit en un temps
« donné, mais bientôt on constate que, par la plus
« grande rapidité de ses mouvements, le ventricule n'a
« plus le temps d'effectuer sa réflexion d'une manière
« complète, et les systoles, quoique plus nombreuses
« en un temps donné, ne représentent chacune qu'un
« moindre débit, d'où résulte une diminution du tra-
« vail total. »

Les effets produits sont du reste différents, suivant que la variation de température est graduelle ou brusque ; un froid brusque donne tout d'abord une accélération.

C'est à 25 degrés que les contractions du cœur sont les plus fréquentes et les plus larges ; à 40 degrés, on n'observe plus que des mouvements péristaltiques, et à 10, elles deviennent plus lentes, pour disparaître aux températures basses.

Nous avons fait nos expériences avec des liquides à la température du laboratoire, c'est-à-dire, à 15 ou 20 degrés. En hiver, il a fallu le plus souvent chauffer

---

(3) Aristow. — (Archiv. für An. und Physiology, 1879.)

(4) Marey. — De la circulation du sang à l'état physiologique et dans les maladies, 1851 (page 76).

légèrement ceux-ci au bain-marie ; cette dernière condition étant nécessaire pour éviter de chauffer directement le sang.

On trouvera dans la thèse de M. Albert Réné, à la page 118, une étude très complète de l'action des gaz sur le muscle cardiaque. Le cœur ne peut battre dans le vide et a besoin d'oxygène. Aussi doit-on, pour mener à bien l'expérience, se servir de sang frais et battu à l'air. On recommencera au besoin cette opération, si le liquide artificiel devenait noir au cours d'une expérimentation et par suite impropre à entretenir la vitalité du muscle cardiaque, et s'il est nécessaire, on le renouvellera.

Nous n'avons pas employé la méthode graphique, trop difficile à réaliser avec un appareil aussi compliqué, qui aurait nécessité deux cylindres enregistreurs.

Sur les conseils de M. Lépine, nous avons simplement noté, aussi exactement que possible, l'excursion des liquides dans les manomètres, toutes nos recherches se faisant dans les mêmes conditions et les niveaux ne changeant pas dans le cours d'une séance. A cet effet, nous avons placé le long de nos deux manomètres, des règles graduées en millimètres qui nous ont rendu la mensuration très facile. Cette méthode, qui nous a permis de prolonger pendant tout le temps nécessaire l'observation, est aussi exacte que la première et aussi féconde en résultats.

Pour notre circulation artificielle, nous nous sommes toujours servi de la même quantité de liquide, soit cent grammes d'eau salée mélangés à 50 grammes de sang défibriné.

QUATRIÈME PARTIE

ÉTUDE DES POISONS

CHAPITRE PREMIER

DE L'ACTION SUR LE CŒUR DE L'HUILE D'ANILINE, DE L'ACÉTANILIDE ET DE LA FORMANILIDE

Nos premières recherches ont porté sur ces trois substances, dont l'action physiologique et thérapeutique a été étudiée dernièrement avec le plus grand soin, dans le laboratoire et le service de M. le professeur Lépine. Les résultats obtenus pour l'acétanilide en particulier, ont été consignés dans un article de la *Semaine médicale*, du 24 novembre 1886 (1), article qui résume et complète plusieurs publications antérieures faites dans le *Lyon-Médical* (2).

Nous avons été chargé spécialement d'étudier l'action de ces substances, sur le cœur isolé, d'après la méthode exposée plus haut. Ce sont les résultats obtenus que nous nous proposons de montrer dans ce chapitre.

---

(1) R. LÉPINE. — *Thérapeutique médicale.* — *Sur l'action de l'acétanilide (antifébrine).*— (*Semaine médicale*, n° 47, 24 novembre 1886.)

(2) *Lyon-Médical*, août 1883, n°° 44 et 45.

I. — De l'aniline.

L'aniline ($C^6 H^7 Az$) est un produit de distillation de la houille; elle se dissout dans l'eau, dans la proportion de 3 pour 100.

Première expérience. — 3 novembre 1886.

La grenouille en expérience pèse 50 grammes. On emploie 150 grammes de liquide pour la circulation. La hauteur du niveau dans le flacon F au-dessus de la table, est de 20 centimètres; celle du ventricule de 8 centimètres; ce qui donne 12 centimètres de pression en amont; la pression en aval est à peu près la même.

Le cœur se met à battre de suite. A 3 heures et demie son rythme est régulier.

On note alors le nombre de contractions à la minute, l'excursion de la colonne liquide du manomètre T_1, celle du manomètre T_2 et en fermant l'ouverture A, la pression maxima à laquelle le cœur peut faire équilibre.

On ajoute ensuite une certaine quantité d'une solution d'huile d'aniline à 1 pour 100, et on fait les mêmes mensurations en notant l'heure et ainsi de suite jusqu'à l'arrêt du cœur par intoxication. Les chiffres obtenus sont consignés dans le tableau suivant, sur le modèle duquel tous les autres seront établis :

	DOSES	NOMBRE de contractions à la minute	EXCURSION de la colonne liquide dans le manomètre T_1	EXCURSION dans le manomètre T_2	PRESSION maxima
			millimètres	millimètres	centimètres
3 h. 30..	....	29	7	7	82
3 45..	5 cent. cubes de la solution.				
3 55..	....	15	15	16	83
4 »..	5 cc.				
4 10..	.. ..	12	18	20	89
4 30..	5				
4 40..	....	15	12	10	83
4 45..	5				
4 55..	....	14	10	8	72
5 »..	5				
5 10..	.. ..	8	4	5	39
5 20..........	Arrêt du cœur en diastole.				

Il a fallu 25 centimètres cubes de la solution pour intoxiquer le cœur, soit 25 centigrammes d'huile d'aniline. Avec 15 centimètres cubes de la même solution, on a eu tout d'abord de l'arythmie, qui s'est prolongée jusqu'à la fin ; les systoles sont devenues très longues, le cœur semblant entrer en tétanos, puis est survenu l'arrêt brusque en diastole.

En enlevant le liquide intoxiqué et le remplaçant par un autre, on a vu au bout de vingt minutes, les battements se reproduire spontanément et se régulariser comme au début de l'expérience.

— 34 —

Deuxième expérience. — 10 novembre 1886.

La grenouille pèse 48 grammes. — La hauteur du liquide du flacon est de 18 centimètres; celle du ventriccule de 7 centimètres. On se sert d'une solution d'huile d'aniline à 1 pour 100.

	DOSES	NOMBRE de contractions à la minute	EXCURSION de la colonne liquide dans le manomètre T_1	EXCURSION dans le manomètre T_2	PRESSION maxima
			millimètres	millimètres	centimètres
2 h. 05..	....	8	15	8	50
3 »..	2 cent. cubes.				
3 05..	....	8	15	8	
3 07..	3 cc.				
3 10..	....	8	15	8	
3 15.	5				
3 20..	....	12	15	8	51
3 30..	5				
3 35..	....	15	15	8	59
3 45..	....	14	15	8	
3 55..	5				
4 »..	....	15	13	7	57
4 10..	5				
4 15..	....	15	13	5	
4 20..	5				
4 30..	....	13	11	4	55
4 50..	....	11	12	3	39
5 ».	.... Arrêt du cœur en diastole.				

L'arrêt du cœur s'est produit avec 30 centigrammes d'huile d'aniline : il a fallu 20 centigrammes pour amener de l'arythmie; on a remarqué les mêmes phénomènes que dans le premier essai.

De ces deux expériences, il résulte que l'huile d'aniline doit être considérée comme un poison du cœur à la dose de 25 ou 30 centigrammes pour 150 grammes de liquide artificiel, ce qui revient à 16e,6 ou 20 centigrammes pour 100. Elle n'a pas d'action bien marquée sur le nombre des contractions à petite dose; à dose plus élevée au contraire, elle diminue notablement celles-ci jusqu'à l'arrêt complet, qui se produit cependant d'une façon assez brusque. Jusqu'à 10 centigrammes pour 150 de sérum, soit 6e,6 pour 100, l'huile d'aniline peut être considérée comme un excitant du cœur dont elle augmente la force de contraction, la pression maxima variant dans la première expérience de 82 à 89 et de 50 à 59 dans la seconde, ce qui donne une augmentation de 8,54 pour cent dans le premier cas et de 18 pour 100 dans l'autre (1). Elle produit un peu d'arythmie et de l'asystolie avec longueur et persistance de la systole.

On a surtout étudié l'aniline au point de vue de l'empoisonnement, dont les premiers cas se sont montrés en Angleterre dans les fabriques de ce produit. Furnbull l'a employée dans la chorée. Les recherches

---

(1) Cette différence ne doit pas nous étonner, si nous considérons que le travail nécessaire pour élever une colonne liquide de 82 à 89 centimètres est plus grand que celui qui élèvera une colonne du même liquide de 50 à 59, la pression initiale étant plus forte dans le premier cas que dans le second.

physiologiques (1) qu'on a faites sur des chiens, ont donné à l'autopsie surtout des phénomènes d'asphyxie. D'après Ollivier et Bergeron, le poison s'accumulerait surtout dans le foie et s'éliminerait par la voie pulmonaire. Pendant la vie, on a des convulsions de la paralysie du train postérieur, de la coloration violacée des téguments et des muqueuses.

II. — De l'acétanilide ($C^8 H^9 AzO$).

Première expérience. — 22 octobre 1886.

Grenouille de 40 à 45 grammes. — On se sert de sang de chien mélangé dans les conditions voulues à l'eau salée.

Hauteur du liquide dans le flacon 15 c., dans le ventricule 4. Quand l'expérience est bien établie, on remplace le sang par celui d'un chien dans l'estomac duquel on a mis au préalable 8 grammes d'acétanilide.

(1) *Bulletin de thérapeutique.* T. LXII, 3e livr., p. 97, 1861.

British and Foreign Med. Chirurg. Review. Juillet 1861.

Medical Times and Gaz., 1862, p. 583, 259.

OLLIVIER (A.) et BERGERON (G.) — *Journal de physiologie de Brown-Séquard.* Juillet 1863, 2e série, t. VI.

LEFRENY (H.) — *On the physiological properties of Nitrobenzol and Aniline (Proceedings of the Royal Society of London, 1863, vol. XII, p. 550).*

CHARVET. — *Thèse de Paris, 1863.*

SONNENKALB. — *Anilin und Anilinfarben.* Leipzig, 1863.

POINCARRÉ (de Nancy). — *Semaine médicale, 1886, p. 365.*

	DOSES	NOMBRE de contractions à la minute	EXCURSION de la colonne liquide dans le manomètre T_1	EXCURSION dans le manomètre T_2	PRESSION maxima
			millimètres	millimètres	centimètres
3 h. »..	....	21	11	6	65
On chasse le sang.					
3 h. 10..	....				
3 15..	....	13	16	8	68
3 30..	....	13	16	11	72
3 45..	....	17	14	10	67
4 »..	....	18	15	9	64
4 15..	?........	18	14	8	63
4 20	.... Arrêt du cœur.				

À 3 h 15, il y a eu un peu d'irrégularité : la diastole se faisant en deux temps et très longuement. Nous avons eu des intermittences assez nombreuses, puis le cœur s'est arrêté définitivement au diastole.

Deuxième expérience. — 30 octobre 1886.

Grenouille de 40 à 50 grammes. — On se sert de sang de chien. Hauteur du liquide dans le flacon 21, du ventricule 9.

	DOSES	NOMBRE de contractions à la minute	EXCURSION de la colonne liquide dans le manomètre T_1	EXCURSION dans le manomètre T_2	PRESSION maxima
			millimètres	millimètres	centimètres
		23	6	4	36

On ajoute en une seule fois, 30 centimètres cubes d'une solution d'acétanilide à 1,65 pour 100, soit 0^gr495 d'acétanilide. Le cœur s'arrête au bout d'un quart d'heure en diastole.

Troisième expérience. — 2 novembre 1886.

Grenouille de 50 grammes. — On se sert de sang de veau. Hauteur du liquide 20 centimètres, du ventricule 9.

	DOSES	NOMBRE de contractions à la minute	EXCURSION de la colonne liquide dans le manomètre T_1	EXCURSION dans le manomètre T_2	PRESSION maxima
			millimètres	millimètres	centimètres
2 h. » .	....	26	7	7	13
2 15..	....	21	7	7	12

Le liquide artificiel est remplacé par 150 grammes d'un autre de même composition dans lequel on a mis 0^gr75 d'acétanilide, soit 0^gr5 pour 100. La pression monte à 53 et le cœur s'arrête. On remet du liquide non intoxiqué; les battements reviennent.

	DOSES	NOMBRE de contractions à la minute	EXCURSION de la colonne liquide dans le manomètre T_1	EXCURSION dans le manomètre T_2	PRESSION maxima
			millimètres	millimètres	centimètres
2 h. 45..	....	18	12	8	51

On ajoute 25 centimètres cubes du premier sang intoxiqué, soit 0,125 d'acétanilide.

	DOSES	NOMBRE de contractions à la minute	EXCURSION de la colonne liquide dans le manomètre T_1	EXCURSION dans le manomètre T_2	PRESSION maxima
3 h. »..	....	18	12	9	54

On ajoute encore 25 centimètres cubes.

	DOSES	NOMBRE de contractions à la minute	EXCURSION de la colonne liquide dans le manomètre T_1	EXCURSION dans le manomètre T_2	PRESSION maxima
3 h. 15..	....	17	12	5	44
3 30	.... Arrêt du cœur.				

Cette troisième expérience peut se diviser en deux
parties. Dans la première 0,75 d'acétanilide pour 150
de liquide ou 5 pour 100 ont arrêté le cœur; dans la
seconde, 0,250 pour 150 ou 0,16 pour 100, ont amené
le même résultat; mais il faut tenir compte de ce que
le cœur avait déjà été intoxiqué une fois, et que l'appareil devait contenir encore du poison.

En somme, de ces trois expériences, nous pouvons
conclure qu'à dose faible, l'acétanilide est un excitant
du cœur, et à dose élevée, paralyse celui-ci. Elle
l'arrête en diastole dans le premier cas avec 0,495
pour 150 de liquide de circulation artificielle, dans le
second avec 0,75, ce qui revient à 0,33 et 0,5 pour 100,
en moyenne 0,4.

Quant aux pressions, leur accroissement a été de
65 à 72 et de 43 à 53, soit 10,77 et 23,24 pour 100.

L'acétanilide a été nommée antifébrine par MM. Cahn et Hepp, assistants du professeur Kusmaul. Cette substance, très employée actuellement comme succédané de l'antipyrine et comme médicament nervin, a été surtout étudiée (1), comme nous l'avons dit, par M. le professeur Lépine, au point de vue physiologique et thérapeutique; son action sur le muscle cardiaque n'a été encore l'objet d'aucune recherche.

III. — De la formanilide.

On aura la formanilide en remplaçant dans l'acétanilide le radical acétique par le radical formique.

Première expérience. — 18 novembre 1886.

Poids de la grenouille 47 grammes.
Hauteur du liquide dans le flacon 15ᶜ, du ventricule 7ᶜ.
On se sert d'une solution de formanilide à 2 pour 100.

---

1) A. FRÆNKEL. — (*Société de Méd. interne de Berlin*, 18 octobre, et *Semaine médicale*, p. 135).

R. LÉPINE. — (*Société des sciences médicales de Lyon*, 20 octobre 1886).

R. LÉPINE. — (*Semaine médicale*, 25 novembre 1886.)

KRUGER (de Hœch-t-Frankfurt). — *Centralblatt für kl. Medicin.*, n° 55.

	DOSES	NOMBRE de contractions à la minute	EXCURSION de la colonne liquide dans le manomètre T_1	EXCURSION dans le manomètre T_2	PRESSION maxima
			millimètres	millimètres	centimètres
3 h. »..	....	6	35	25	67
3 10..	5 cent. cubes.				
3 20..	....	13	30	20	65
3 40..	....	16	30	20	
3 45..	5 cc.				
3 50..	....	14	27	20	58
4 » .	....	14	28	22	56
4 10..	5				
4 20................. Arrêt.					

Le cœur s'arrête en diastole avec une dilatation
énorme des oreillettes Il a fallu, pour arriver à ce résultat, 3 décigrammes de formanilide.

Deuxième expérience. — 19 novembre 1886.

Même solution de formanilide.
Grenouille de 45 grammes.
Hauteur du liquide 15ᶜ, du ventricule 7ᶜ.

	DOSES	NOMBRE de contractions à la minute	EXCURSION de la colonne liquide dans le manomètre T_1	EXCURSION dans le manomètre T_2	PRESSION maxima
			millimètres	millimètres	centimètres
4 h. »..	....	8	40	25	69
4 15..	5 cent. cubes.				
4 30..	....	12	40	25	62
4 40..	5 cc.				
4 45..	....	12	38	25	58
5 ».	5				
5 15..	....	10	28	17	56
5 30 .... Arrêt du cœur.					

Il a fallu 3 décigrammes de formanilide.

Troisième expérience. — 1er décembre 1886.

Petite grenouille 35 grammes.
Hauteur du liquide 19c, du ventricule 7c.
On se sert de la solution de formanilide à 2 pour 100.

	DOSES	NOMBRE de contractions à la minute	EXCURSION de la colonne liquide dans le manomètre T_1	EXCURSION dans le manomètre T_2	PRESSION maxima
			millimètres	millimètres	centimètres
3 h. 45..	....	22	1	1	13
3 50..	2 cent. cubes.				
4 »..	....	22	1	1	13
4 05..	3 cc.	22	1	1	13
4 10.	5				
4 20 .	....	25	2	1	11
4 30..	5				
4 40,......... . Arrêt en diastole.					

Quatrième expérience. — 2 décembre 1886.

Même solution.
Grosse grenouille.
Hauteur du liquide 16c, du ventricule 7c.

	DOSES	NOMBRE de contractions à la minute	EXCURSION de la colonne liquide dans le manomètre T_1	EXCURSION dans le manomètre T_2	PRESSION maxima
			millimètres	millimètres	cent. mètres
3 h. » ..	....	8	21	16	64
3 10 .	5 cent. cubes.				
3 30..	....	10	21	9	63
3 40..	5 cc.				
3 45..	....				
4 » .... Arrêt.					

A 3 h 45, il s'est produit de l'arythmie. Il a suffi de 20 centigrammes de formanilide pour intoxiquer le cœur.

Cinquième expérience. — 3 décembre 1886.

Même solution de formanilide.
Grenouille de 45 grammes.
Hauteur du liquide 20c, du ventricule 7c.

	DOSES	NOMBRE de contractions à la minute	EXCURSION de la colonne liquide dans le manomètre T_1	EXCURSION dans le manomètre T_2	PRESSION maxima
			millimètres	millimètres	centimètres
2 h. 45..	....	9	21	10	62
3 »..	....	9	20	10	62
3 05..	2 cent. cubes				
3 15..	....	12	14	4	31
3 20..	3 cc.				
3 30..	....	12	10	2	55
4 »..	2				
4 05..	....	12	8	3	55
4 10..	3				
4 15..	....	11	5	1	15
4 20..	2				
4 30 .	....	12	2	1/2	
4 35..	3				
4 45..	....	12	2		
4 55..	.... Arrêt du cœur en diastole.				

En remplaçant le liquide intoxiqué par du liquide

nouveau, on ramène les battements du cœur au bout d'un certain temps.

On voit que la formanilide a pour action d'augmenter le nombre des battements du cœur, nombre qui reste ensuite constant jusqu'à l'arrêt de celui-ci. Cet arrêt se produit brusquement avec dilatation très forte des oreillettes et diastole complète.

Mais, d'un autre côté, elle affaiblit immédiatement le cœur, en diminuant la force et l'amplitude des contractions, et par cela même en abaissant la pression maxima à laquelle il peut faire équilibre.

L'intoxication se fait lentement à mesure qu'on augmente la dose du poison ; on ne remarque presque pas d'arythmie, ni d'irrégularité dans le cours de l'expérience. Il a fallu pour produire l'arrêt du cœur 0,30 de formanilide pour 150 de liquide artificiel, soit 0,20 pour 100.

Il n'a été fait aucun travail sur la formanilide, on a simplement étudié, au point de vue de l'hygiène, la fabrication de l'aniline et de ses divers dérivés chimiques.

Nous venons d'étudier l'huile d'aniline, l'acétanilide et la formanilide ; et des diverses expériences que nous avons faites, nous pouvons conclure que les deux premières substances sont des excitants du cœur à petite dose, puis, paralysent celui-ci, lorsque le liquide artificiel contient, pour 100, 16 centigrammes d'aniline et 40 centigrammes d'acétanilide. Il faut donc une quantité moindre de la première substance que de la seconde pour tuer le cœur ; mais en échange, l'acétanilide a une action excitante beaucoup plus marquée que celle de l'aniline et augmente bien plus qu'elle la force de contraction du cœur. L'aniline ralentit un peu les battements cardiaques, l'acétanilide n'a pas d'effet bien marqué sur eux.

La formanilide, au contraire, augmente constamment leur nombre en même temps qu'elle commence dès e début de l'expérience à paralyser le cœur. Il semble que celui-ci cherche à remplacer par la rapidité de ses battements la force que le poison leur a fait perdre, pour arriver à produire le même travail.

L'action paralysante de la formanilide paraît due, d'après M. Lépine, à l'acide formique qu'elle contient, acide dont l'effet nuisible sur le cœur a été démontré par M. Arloing.

Elle est toxique à la dose de 20 centigrammes pour 100 et se place par suite, à ce point de vue, entre l'aniline qui l'est plus et l'acétanilide qui l'est moins.

CHAPITRE II

ANTIPYRINE ET QUININE

I. — Antipyrine

Première expérience. — 26 novembre 1886.

Grenouille de 44 grammes.
Hauteur du liquide 18ᵉ, du ventricule 7ᵉ.
On se sert d'une solution d'antipyrine à 4 pour 100.

	DOSES	NOMBRE de contractions à la minute	EXCURSION de la colonne liquide dans le manomètre r_1	EXCURSION dans le manomètre r_2	PRESSION moyenne
			millimètres	millimètres	centim.
2 h. 15..	....	29	3	6	49
2 25..	2 cent. cubes.				
2 35..	. . ..	29	3	6	49
2 40..	2 cc.				
2 50..	....	29	10	6	43
3 »...	1				
3 10..	....	25	15		
3 20..	2				
3 30..	....	27	10	15	35
3 40..	....	25	6	5	
3 50..	....	26	6	4	31
3 55 .	2				
4 05..	....	26	7	4	
4 10..	....			4	33
4 15..	2				
4 20 .	....	10	3	4	30
4 30..	2				
4 40..	....	13	2	4	17
4 50...........	Arrêt du cœur en diastole avec 13 centim. cubes de la solution, soit 0 g. 52 d'antipyrine.				

Dans le cours de l'expérience, nous avons remarqué un accroissement de la diastole avec légère augmentation de la force de contraction du cœur. La pression maxima n'a cessé de baisser depuis le début. Nous avons noté également de l'irrégularité des battements, puis à la fin des mouvements vermiculaires du cœur avec diastole incomplète.

Deuxième expérience. — 29 novembre 1886.

Grenouille de 50 grammes.
Hauteur du liquide 20ᶜ, du ventricule 8ᶜ.
On emploie une solution d'antipyrine à 2 pour 100.

	DOSES	NOMBRE de contractions à la minute	EXCURSION de la colonne liquide dans le manomètre T_1	EXCURSION dans le manomètre T_2	PRESSION maxima
			millimètres	millimètres	centimètres
4 h. »...	....	18	10	10	47
4 05..	5 cent. cubs.				
4 15..	....	26	11	5	39
4 20..	....	20	10	5	
4 25..	5 cc.				
4 35..	....				25
4 40..	....	15	10	10	15
4 45..	....	20			
4 50..	....	12	5	3	8
5 »...	5				
5 05.	....	22	5	3	6
5 10..	5				
5 20..	....	5	3	1	
5 25..	5				
5 30............ Arrêt.					

Nous avons employé 25 c. c. de la solution, soit 0 gr. 50 d'antipyrine.

A 4 h. 20 il s'est produit une intermittence de une minute, suivie de battements irréguliers. Le cœur a continué alors de battre régulièrement jusqu'à 4 h. 45, où nous avons remarqué une intermittence de deux minutes. Vers 5 heures l'asystolie a débuté; le cœur battait en plusieurs fois et les diastoles étaient très incomplètes.

En faisant passer un courant d'eau salée dans le cœur après son intoxication, les contractions ont reparu bientôt.

De ces deux expériences, nous pouvons conclure que l'antipyrine a une action toxique sur le cœur à la dose 0 gr. 50 pour 150 de sang artificiel, soit 0 gr. 34 pour 100.

A petite dose elle n'a pas d'action ou en a très peu sur le nombre des contractions. A dose plus élevée, au contraire, elle ralentit les battements, diminue leur amplitude et la force de contraction du ventricule. Dès le début elle abaisse la pression maxima à laquelle le cœur peut faire équilibre. On doit donc la considérer comme un paralysant cardiaque.

Cette conclusion est précisément celle que nous avons trouvée dans la thèse de Arduin (1), qui attribue la mort des animaux empoisonnés par cette substance à la paralysie du cœur. Pour Cappola (2) et Demme (3)

(1) ARDUIN. — *Contribution à l'étude physiologique et thérapeutique de l'antipyrine.* — *Thèse de Paris,* 1885.

(2) CAPPOLA. — (*Archives italiennes de Biologie* 1885.)

(3) DEMME. — (*Fortschritte der Medicin,* p. 20.)

il faut des doses massives pour le paralyser. Césari (1) conclut, comme Arduin, que la mort arrive par arrêt du cœur en diastole. Les divers auteurs qui ont étudié l'antipyrine au point de vue physiologique ont constaté presque toujours une diminution du nombre des pulsations.

Quant à la pression sanguine, Mavagliano (2) a constaté qu'elle n'était pas influencée ou s'élevait légèrement au début. Pour notre collègue le docteur Casimir (3), l'antipyrine à dose élevée produit une élévation de tension dans le système artériel par suite d'une action vaso-constrictive qu'elle exercerait sur les parois artérielles.

D'après les expériences de MM. Mörat et Reboul, citées dans la thèse de M. Groth (4), l'augmentation de la pression sanguine serait à peine perceptible.

Nous pensons, comme M. Casimir, que l'augmentation de pression, si elle a lieu, est due à la constriction des parois artérielles. Elle ne s'est pas montrée en effet dane nos expériences, où nous sommes servi de tubes en verre, qui n'ont pas comme les artères des parois contractiles.

Nous conclurons donc que l'antipyrine diminue la pression sanguine, ralentit les battements et affaiblit le cœur. En somme, c'est un paralysant cardiaque.

---

(1) Césari. — (Giorn. it. della scienc. med. rom.)

(2) Mavagliano. — (Ital. med. et Bull. dell. scienc. med., 1881.)

(3) H. Casimir. — De l'influence de l'antipyrine sur la sécrétion urinaire. — Thèse de Lyon, 1886.

(4) Groth. — Etude clinique de la valeur de l'antipyrine spécialement appliquée à la thérapeutique infantile. — Thèse de Lyon, 1886.

2° *Quinine.*

Première expérience. — 4 janvier 1887.

Grosse grenouille 60 grammes.
Hauteur du liquide 20ᶜ, du ventricule 7ᶜ.
On se sert d'une solution de bromhydrate de quinine
à 10 pour 50.

	DOSES	NOMBRE de contractions à la minute	EXCURSION de la colonne liquide dans le manomètre T_1	EXCURSION dans le manomètre T_2	PRESSION maxima
			millimètres	millimètres	centimètres
2 h 15..	....	12	30	15	69
2 20..	1,8 de crist. e.				
2 25..	....	12	28	20	75
2 35..	1,8				
2 45..	....	16	30	21	77
2 55..	1,8				
3 05..	....	14	25	19	60
3 10..	1,8				
3 20..	....	5	13	14	21
3 25..	....	5	10	14	19
3 35..	1 4				
3 45..	....	3	9	13	5
3 50..	1/4				
4 »..	....	4	8	12	
4 10..	....	3	5	11	
4 15..	1/4				
4 25..	....	3	5	1	
4 30..	....	4	4	1	
4 40..	1/4				
4 50..	....	2	3	1 2	
5 »..	.... Arrêt.				

Le cœur s'est arrêté en diastole avec 30 centigrammes de sulfate de quinine. Nous avons remarqué dans le cours de l'expérience de nombreuses intermittences et de l'irrégularité des battements ; à la fin, s'est produite une véritable asystolie.

Deuxième expérience. — 5 janvier 1887.

Poids de la grenouille 45 grammes.
Hauteur du liquide 20ᶜ, du ventricule 8ᶜ.
Solution de sulfate de quinine à 0,5 pour 100.

	DOSES	NOMBRE de contractions à la minute	EXCURSION de la colonne liquide dans le manomètre T_1	EXCURSION dans le manomètre T_2	PRESSION maxima
			millimètres	millimètres	centimètres
2 h. »	....	9	15	15	63
2 05	....	12	17	17	
2 10	....	12	25	20	65
2 20	....	12	25	20	65
2 25	5 cent. cubes				
2 30	....	12	33	22	75
2 40	5 cc.				
2 45	....	12	35	25	77
2 50	....	10	32	20	71
3 »	5				
3 10	....	15	30	22	77
3 20	5				
3 30	....	15	25	15	64
3 40	....	14	30	10	50
3 50	5				
4 »	....	10	22	10	41
4 10	5				
4 20	....	10	20	10	
4 25	5				
4 30	....	9	15	5	21
4 40	5				
4 50	....	9	10	4	10
5 »	5				
5 10	....			2	0
5 20	5				
5 30	....	3	3	1/2	0
5 40	5				
6 »	.... Arrêt.				

On a employé 55 c. c. de la solution, soit 0 gr. 275 de sulfate de quinine. Nous notons, comme dans l'expérience précédente, des intermittences assez nombreuses et de l'asystolie.

De ces deux expériences nous conclurons que la quinine est toxique à la dose de 30 centigrammes de bromhydrate et de 275 milligrammes de sulfate pour 150 de sang, soit 20 centigrammes du premier et 184 milligrammes du second pour 100. Le sulfate est donc un peu plus toxique que le bromhydrate (1.)

A petite dose la quinine accroît primitivement l'énergie du cœur, en donnant une plus grande ampleur et une plus grande force à la contraction. C'est ainsi qu'il a fallu 5 centigrammes de bromhydrate de quinine pour élever la pression maxima de 69 à 77, c'est-à-dire de 11,59 %, et 5 centigrammes de sulfate pour l'amener de 63 à 77, soit de 22,22 %. Au delà de 5 centigrammes pour 150 de liquide artificiel ou de 0,033 %, le bromhydrate et le sulfate deviennent des paralysants du cœur.

Ce ralentissement de la circulation par la quinine est admis par tous les auteurs, le quinquina ayant au contraire une action opposée. Il a été reconnu par Giacomini, Revigli de Turin, Guersant (2), Favier (3)

---

(1) Ceci ne doit pas nous étonner, puisque d'après Dujardin-Beaumetz, le bromhydrate contient 61 % de quinine et le sulfate 74 %. Le chlorhydrate en contiendrait 80 %.

(2) GUERSANT. — *Dictionnaire de médecine en 30 volumes, t. XXVI.* — Paris, 1842.

(3) FAVIER. — *Thèse de Montpellier.* — 1848.

G. Sée, Briquet (1), Rabuteau, Nothnagel et Rossbach (2).
Mais cet effet n'est pas primitif d'après Bochefontaine (3),
il est d'abord précédé d'une accélération du pouls et
d'une élévation notable de la pression sanguine.

« La quinine, dit M. Albert Réné, d'après Siht-
« scheptjew (4), augmente à doses modérées l'irritabilité
« du muscle cardiaque; la pointe du cœur isolée bat
« sous l'influence du sang chargé de quinine. L'action
« directe de la quinine sur la fibre cardiaque est admise
« aussi par Luciani et Chirone, et par Penteleewa (5).
« A hautes doses elle produit la paralysie du cœur,
« mais probablement surtout par une influence sur les
« centres nerveux intracardiaques. »

C'est à cette conclusion que nous amènent les deux
expériences précédentes.

Si maintenant nous comparons la quinine à l'antipyrine, nous voyons qu'elles sont toxiques toutes les
deux. Il a fallu 20 centigrammes de quinine pour
arrêter le cœur et 33 centigrammes d'antipyrine.

Mais il est un point où ces deux substances diffèrent
absolument : c'est lorsqu'elles sont employées à petite
dose. Jusqu'à 33 milligrammes pour 100 la quinine

---

(1) Briquet. — *Traité thérapeutique du quinquina et de ses prépa-
rations.* — Paris, 1853.

(2) Nothnagel et Rossbach. — *Nouveaux éléments de matière médicale et thérapeutique.* — Traduction d'Alquin, Paris, 1880.

(3) Bochefontaine. — *Comptes rendus de l'Académie des sciences,
21 janvier 1883.* — *Société de biologie, 13 janvier 1883.*

(4) Sihtscheptjew. — *Selbstständige Contraction der Herzspitze, etc.*
(*Arch. de Pflüger, t. XIX.*)

(5) Penteleewa. — *Die Einwirkung des Chinins* (en russe), 1876.

est un excitant du cœur et devient seulement paralysante lorsqu'on dépasse cette dose. L'antipyrine, au contraire, a une action toxique sur le cœur dès le début et est toujours paralysante.

III. — Acide salicylique et quassine.

1° Acide salicylique.

Première expérience. — 6 octobre 1886.

Grenouille de grosseur moyenne.

Hauteur du liquide 20ᶜ, du ventricule 5ᶜ.

On emploie une solution d'acide salicylique à 1 pour cent.

	DOSES	NOMBRE de contractions à la minute	EXCURSION de la colonne liquide dans le manomètre T_1	EXCURSION dans le manomètre T_2	PRESSION minima
			millimètres	millimètres	centimètres
5 h. »..	....	14	20	11	57
5 10..	2 cc.				
5 20..	....	16	20	12	59
5 25..	3 cc.				
5 35..	....	20	19	10	33
5 45..	....	20	15	16	30
5 50..	5 cc.				
6 »..	....	10	18	10	27
6 10..	....	13	18	8	24
6 20..	5 cc.				
6 30...........	Arrêt brusque en diastole.				

On a arrêté le cœur avec 15 centigrammes d'acide salicylique. Dans le cours de l'expérience, nous avons constaté des intermittences nombreuses et une arythmie considérable. L'eau salée ranime le cœur et ramène les battements.

Deuxième expérience. — 7 octobre 1886.

Petite grenouille de 35 grammes.
Hauteur du liquide 22ᶜ, du ventricule 7ᶜ.
La solution d'acide salicylique est à 1 pour 100.

	DOSES	NOMBRE de contractions à la minute	EXCURSION de la colonne liquide dans le manomètre T_1	EXCURSION dans le manomètre T_2	PRESSION minima
			millimètres	millimètres	centimètres
3 h. 30..	....	25	5	2	22
3 40..	2 cc.				
3 50..	....	24	9	3	25
4 »..	3 cc.				
4 15..	....	19	....	....	31
4 30..	....	24	6	3	31
4 35..	5 cc.				
4 45..	....	26	6	3	31
4 50..	5 cc.				
4 55..	....	27	7	6	43
5 »..	5 cc.				
5 15..	....	15	9	4	40
5 25..	....	....	....	....	33
5 40........... Arrêt du cœur.					

— 59 —

La dose toxique a été de 20 centigrammes d'acide salicylique. L'eau salée fait réapparaître les battements.

Avec 5 centimètres cubes de la solution ont commencé les intermittences. A la fin de l'expérience est survenue une véritable asystolie.

Troisième expérience. — 8 octobre 1886.

Poids de la grenouille 45 grammes.
Hauteur du liquide 18ᶜ, du ventricule 8ᶜ.
La solution d'acide salicylique est à 1 pour 200.

	DOSES	NOMBRE de contractions à la minute	EXCURSION de la colonne liquide dans le manomètre T_1	EXCURSION dans le manomètre T_2	PRESSION maxima
			millimètres	millimètres	centimètres
2 h. 45..	....	20	12	7	68
3 15..	....	16	21	15	66
3 20..	5 cc.				
3 30..	....	12	21	16	67
3 45..	....	10	20	15	68
3 50..	5 cc.				
4 10..	....	10 ou 5	21	16	73
4 15..	5 cc.				
4 20..	....	3	20	15	64
4 25..	....	2	19	11	
4 40..	5 cc.				
4 50..	....	5	19	11	51
5 »..	5 cc.				
5 10..	....	1	9	9	3?
5 20..	5 cc.				
5 30..	....	1 (en 3 minutes)	9	8	21
5 40..	5 cc.				
6 »............ Arrêt du cœur.					

Nous avons eu un arrêt complet diastolique avec 35 ce. de la solution, soit 0ᵍᵣ175 d'acide salicylique.

Dans cette expérience, les intermittences ont été plus nombreuses et plus longues que dans les deux autres. C'est ainsi qu'à 4 h. 10, les contractions sont tombées brusquement de 10 à 5. A 5 h. 30 on n'en a plus eu qu'une en 3 minutes.

Les intermittences ont duré une minute et plus, et à la fin s'est manifestée une véritable asystolie.

On peut donc conclure que l'acide salicylique est un poison du cœur, aux doses de 15, 20 centigrammes et 175 milligrammes pour 150, c'est-à-dire 10 centigrammes, 13 c. 33 et 11 c. 66 %, en moyenne 11 c. 66 (1).

A doses modérées, il excite légèrement le cœur en augmentant l'ampleur et la force de sa contraction; mais cette action n'est pas aussi marquée que pour les substances déjà étudiées. Dans la première expérience, 2 centigrammes ont élevé la pression maxima de 57 à 59, soit de 3,50 %; dans la seconde, 15 centigrammes de 22 à 43 ou 95,45 %; et dans la troisième, 5 centigrammes de 66 à 73, c'est-à-dire 10,60 %.

A petites doses l'acide salicylique n'agit pas sur le nombre des contractions ventriculaires, mais à doses plus fortes il ralentit le cœur d'une façon manifeste et le paralyse. Il a sur lui une action très toxique, en ce que, presque dès le début de son introduction dans le liquide artificiel, il produit des intermittences nombreuses, qui finissent par l'asystolie et la paralysie complète.

Beaucoup de physiologistes ont étudié l'action de

---

(1) L'acide salicylique est plus actif que le salicylate de soude. Dans le sang il se transforme en salicylate en présence des alcalins que celui-ci contient.

l'acide salicylique et de ses composés sur le cœur. G. Sée (1), Buss (2), Goldtammer, Riess, affirment que le cœur n'est pas atteint, qu'il conserve son rythme normal et qu'il en est de même du pouls chez l'homme sain.

Schrœder, au contraire, prétend qu'avec de fortes doses, il y a augmentation de la fréquence du pouls et ralentissement avec des doses moyennes. C'est du reste le seul défenseur de cette idée assez étonnante.

D'après Danewschi, le salicylate de soude augmente tout d'abord la tension artérielle; à doses plus fortes, il paralyse le cœur et amène un ralentissement et un affaiblissement du pouls. Cette opinion est partagée par deux physiologistes russes : Dubler et Tschistoserdow (3), et défendue par Bochefontaine (4), Blanchier (5) et Oltramare (6), après de nombreuses expériences sur les animaux. Ils ont remarqué également que l'acide salicylique produisait des intermittences remarquables et de l'arythmie, comme nous l'avons obervé nous-mêmes.

2° Quassine.

Première expérience. — 22 décembre 1886.

Grenouille de 42 grammes.

Hauteur du liquide 19^c, du ventricule 6^c.

On se sert d'une solution de quassine cristallisée à la dose de 0^{gr}50 pour 120^{gr} d'eau distillée.

(1) G. Sée. — *Bulletin de l'Académie de médecine.* — Paris, 1877.

(2) C. E. Buss. — *Zur antipyretischen Bedeutung der Salicylsäure und des neutralen salicylsauren Natron.* — 1876.

(3) Dubler et Tschistoserdow. — *De l'influence de l'acide salicylique sur la circulation* (en russe). — 1876.

(4) Bochefontaine. — *Comptes rendus de la Société de biologie.* — 1878.

(5) Blanchier. — *Thèse.* — 1879.

(6) Oltramare. — *Thèse.* — 1879.

	DOSES	NOMBRE de contractions à la minute	EXCURSION de la colonne liquide dans le manomètre T_1	EXCURSION dans le manomètre T_2	PRESSION maxima
			millimètres	millimètres	centimètres
4 h. 10..	....	14	20	15	58
4 20..	5 cent. cubes.				
4 25..	....	14	20	12	57
4 30..	5 cc.				
4 35..	....	13	19	15	46
4 45..	....	14	17	15	38
4 55..	5				
5 05..	....	13	17	17	33
5 15..	....	18	19	13	28
5 25..	....	4	17	14	
5 35..	5				
5 45..	....	5	17	15	31
5 55..	....	4	15	15	
6 »..	5				
6 05..	....	5	15	15	30
6 10..	5				
6 15..	....	5	15	15	23
6 20..	10				
6 30..	....	4	15	15	18
6 35..	10				
6 40..	....	3	15	11	9
6 50..	Arrêt en diastole avec 50 centigr. de la solution, soit 0 gr. 20 de quassine.				

On a remarqué dans le cours de l'expérience beaucoup d'intermittences et de l'arythmie. L'eau salée ranime le cœur au bout de quelques instants.

— 63 —

Deuxième expérience. — 23 décembre 1886.

Grenouille de 49 grammes.

Hauteur du liquide 18ᶜ, du ventricule 8ᶜ.

On se sert d'une solution de quassine cristallisée à la dose de 0ᵍʳ50 pour 250.

	DOSES	NOMBRE de contractions à la minute	EXCURSION de la colonne liquide dans le manomètre T_1	EXCURSION dans le manomètre T_2	PRESSION maxima
			millimètres	millimètres	centimètres
4 h. 15..	....	24	19	22	88
4 30 .	....	24	19	25	92
4 35..	5 cent. cubes.				
4 40..	....	24	22	22	76
4 45..	5 cc.				
4 55..	....	22	17	15	72
5 »..	5				
5 15..	....	21	16	12	
5 20..	10				
5 25..	....	24	16	11	65
5 30..	10				
5 35..	....	25	16	10	
5 40..	10				
5 45..	....	19	15	10	48
5 50..	10				
5 55..	....	17	10	8	33
6 »..	10				
6 05..	....	15	6	8	21
6 10..	20				
6 20..	....	3	7	9	19
6 40..........	Arrêt avec 85 centigr. de la solution, soit 0 gr. 17 de quassine.				

Les intermittences ont été moins fortes dans cette expérience que dans la première.

Nous pouvons donc dire que la quassine a une influence incontestable sur le cœur; d'abord sur les contractions dont elle diminue manifestement le nombre. Elle produit ensuite une action dépressive sur la circulation et paralyse le ventricule dès le début de son contact avec le muscle cardiaque. Cette action, lente d'abord et assez peu marquée, ne fait que s'accroître à mesure qu'on augmente les doses du poison, jusqu'au moment où le cœur s'arrête. Nous sommes arrivé à ce résultat avec 20 et 17 centigrammes de quassine pour 150, soit 133 et 113 milligrammes pour 100.

On regarde ordinairement le *quassia amara* et la quassine comme des poisons stupéfiants, mais on nie qu'ils aient une action toxique sur le cœur et une influence sur la circulation. M. G. Roux, chef du laboratoire de M. Lépine, qui a étudié particulièrement la quassine, la considère, au contraire, comme un alcaloïde plus énergique qu'on ne le croit habituellement. Comme l'acide salicylique, à côté duquel nous l'avons placée, elle a des propriétés antiputrides et antifermentescibles et empêche, d'après les expériences de M Roux, le développement des micrococcus et des bactéries. Pour nous, elle a une action nocive certaine sur le cœur, qu'elle ralentit à doses élevées et qu'elle paralyse. Elle est à peu près aussi toxique que l'acide salicylique et produit comme lui des intermittences et de l'arythmie avec arrêt diastolique.

IV. — Atropine.

Première expérience. — 6 novembre 1886.

Grosse grenouille de 40 grammes.
Hauteur du liquide 15^c, du ventricule 8^c.
La solution d'atropine est au millième.

	DOSES	NOMBRE de contractions à la minute	EXCURSION de la colonne liquide dans le manomètre T_1	EXCURSION dans le manomètre T_2	PRESSION maxima
			millimètres	millimètres	centimètres
4 h. »...	....	30	4	3	82
4 10..	1·2 cnt. cub.				
4 20..	....	10	15	25	90
4 40..	....	20	16	5	75
4 50..	1/2 cc.				
5 ».	....	17	16	4	56
5 10 .	1/2				
5 30........ ..... Arrêt des battements.					

Ce résultat a été produit par 1 milligramme et demi d'atropine. A 4 h. 20, les contractions sont devenues irrégulières. Ensuite a commencé la paralysie du cœur ; la diastole se faisait en deux fois, d'abord lentement, puis brusquement. La systole était très rapide.

L'eau salée fait rebattre le cœur. Si alors on ajoute en une seule fois 1 milligramme et demi d'atropine, le cœur s'arrête rapidement.

Deuxième expérience. — 12 novembre 1886.

Grenouille de 47 grammes.
Hauteur dn liquide 18ᶜ, du ventricule 8ᶜ.
Même solution d'atropine.

	DOSES	NOMBRE de contractions à la minute	EXCURSION de la colonne liquide dans le manomètre T_1	EXCURSION dans le manomètre T_2	PRESSION maxima
			millimètres	millimètres	centimètres
2 h. 30..	....	27	7	6	45
2 20..	1,2 cent. cube.				
2 45..	....	19	8	8	61
3 »..	.. ..	16	10	9	65
3 10..	1/2 cc.				
3 20..	....	19	15	15	56
3 30..	....	18	19	17	54
3 35..	1/2				
3 40..	....	18	17	17	
3 50..	....	16	16	18	53
4 10..........	Arrêt en diastole sous l'influence de 1 milligramme 1/2.				

Troisième expérience.

Grenouille de 45 grammes.
Hauteur du liquide 53ᶜ, du ventricule 8ᶜ.
Même solution.

	DOSES	NOMBRE de contractions à la minute	EXCURSION de la colonne liquide dans le manomètre T_1	EXCURSION dans le manomètre T_2	PRESSION maxima
			millimètres	millimètres	centimètres
3 h. »...	....	28	4	3	43
3 10..	1/2 cent. cube.				
3 20..	....	22	5	4	51
3 30..	....	20	8	5	57
3 45..	....	17	5	4	60
3 50..	1/2 cc.				
4 ».	....	16	16	10	64
4 15..	....	16	13	10	62
4 30 .	....	16	15	13	63
4 35..	1/2				
4 40..	....	17	12	9	54
4 45..	....	16	13	16	54
4 50..	1/2				
5 ».	....	16	11	8	49
5 10.	....	14	10	8	46
5 20..	....	16	7	5	43
5 30...........	Arrêt du cœur en diastole avec 2 milligr. d'atropine.				

De ces trois expériences nous pouvons conclure que
l'atropine est un toxique très violent pour le cœur à la
dose de 1 milligramme et demi ou de 2 milligrammes
pour 150, c'est-à-dire 1 milligramme et 1 milligramme
et 3 dixièmes pour 100. Elle a une action très nette sur

les battements du cœur, qu'elle ralentit. Il suffit d'un demi-milligramme pour en amener le nombre de 30 à 10, de 27 à 16 et de 28 à 17. A cette dose elle excite le cœur, augmente l'ampleur et l'énergie de sa contraction. Dans la première expérience, la pression maxima à laquelle le ventricule peut faire équilibre, a varié de 82 à 90, dans la seconde, de 45 à 65 et dans la troisième, de 43 à 64, ce qui donne 9,75 ; 44,44 ; 46,50 pour 100. Si alors on augmente la dose de poison, l'atropine paralyse le cœur, produit un peu d'arythmie et arrête rapidement le ventricule en diastole.

La plupart des physiologistes, qui ont étudié l'action de l'atropine sur le cœur, ont constaté le ralentissement dont nous avons parlé. Mais il y a lieu de distinguer deux cas, suivant qu'on emploie une dose modérée ou une dose toxique.

Dans le premier cas, en effet, aux doses thérapeutiques par exemple, on observe au début un ralentissement, et après un temps d'autant plus court que les doses ont été plus fortes, survient une accélération des battements avec élévation de la pression sanguine. Ce fait a été parfaitement constaté par Schroff (1) et après lui, par Bouchardat (2), Stuart, Cooper, Hunter, Meuriot et beaucoup d'autres. Tout rentre ensuite dans l'ordre normal après l'accélération première.

Si, au contraire, dans le second cas, on emploie des doses toxiques ou si, comme nous l'avons fait, on aug-

---

(1) Schroff. — Ueber Belladonna, Atropin und Daturin. — Preussische Vereinszeitung, 1853.

(2) Bouchardat. — Annuaire de thérapeutique.

mente sans cesse la quantité d'atropine jusqu'à l'arrêt du cœur, on observe des phénomènes opposés, c'est-à-dire un ralentissement considérable des battements cardiaques et une diminution notable de la pression sanguine se terminant par la cessation des contractions elles-mêmes.

C'est ce que Meuriot (1) exprimait en disant que, à faible dose, l'atropine accélère le rythme cardiaque et élève la tension artérielle, et à forte dose ralentit le cœur et abaisse la pression.

Dans toutes ces expériences, il faut tenir compte de l'action des nerfs vagues, sur lesquels la belladone et son alcaloïde ont une action paralysante très nette (2). Notre expérimentation, au contraire, n'a porté que sur des cœurs isolés, où l'influence des nerfs pneumogastriques n'existait pas. Nous devons en conclure que l'atropine agit sur le cœur lui-même, fibre musculaire ou appareils ganglionnaires.

C'est, du reste, l'opinion de deux physiologistes anglais, Sydney Ringer et E.-A. Morshead (3), qui ont fait des recherches très nombreuses sur ce poison, recherches publiées dans le *Journal de physiologie*.

Pour eux, l'atropine ne paralyse pas simplement le nerf vague, mais a une action sur le cœur lui-même et

---

(1) MEURIOT. — *De la méthode physiologique en thérapeutique et de ses applications à l'étude de la belladone.* —(*Thèse de Paris.* 1868).

(2) C'est en vertu de cette action que MM. Dastre et Morat conseillent de faire précéder d'une injection de morphine et atropine l'anesthésie chloroformique pour se mettre à l'abri des syncopes cardiaques.

(3) SYDNEY RINGER and E.-A. MORSHEAD. — *On the paralysing action of Atropin on the heart.* — (*Journal of physiology,* 1879-80.)

en particulier sur l'appareil excite-moteur, car elle n'agit pas plus, disent-ils, sur la substance musculaire que le sel ordinaire. Ils ont constaté qu'en appliquant le poison (1) directement sur le cœur, les battements tombaient de 44 à 12 et en moyenne baissaient de 17 à 6.

M. Franck, au contraire, admet que l'atropine supprime l'influence des nerfs vagues ou modérateurs, mais n'intéresse pas les ganglions intracardiaques. Laborde (2) partage cette opinion sans pouvoir en donner une explication, mais il admet, d'après ses expériences, que, si on porte directement le poison sur le cœur, les battements diminuent et finissent par s'arrêter. Ce serait donc dans ce cas le muscle qui serait en jeu. Nous nous rangeons volontiers à cette interprétation qui concorde avec les résultats de nos recherches personnelles.

Il est une question intéressante que nous ne pouvons pas passer sous silence, c'est celle de l'antagonisme des divers poisons par rapport à celui qui nous occupe.

Dogiel avait déjà remarqué que la muscarine, le paralysant cardiaque par excellence, était l'antagoniste de l'atropine.

Sidney Ringer et E.-A. Morshead ont traité longuement cette question dans le *Journal de physiologie anglais*. Comparant différentes substances entre elles, ils ont trouvé que l'atropine faisait rebattre un

---

(1) Ils se serraient d'une solution d'atropine à 2 pour 100.

(2) LABORDE. — *Société de biologie.* (Séances des 19 et 26 février 1881.)

cœur paralysé par la muscarine et renforçait les battements diminués par l'aconitine.

L'atropine aurait ensuite une action paralysante
beaucoup plus énergique que celle de la pilocarpine.

De plus, l'atropine et la muscarine posséderaient ce
caractère commun qu'elles produiraient des phénomènes inverses suivant la dose à laquelle on les
emploierait.

V. — Caféine.

Première expérience. — 7 novembre 1886.

Grenouille de 42 grammes.

Hauteur du liquide 14ᶜ, du ventricule 7ᶜ.

On emploie une solution de citrate de caféine à
8 pour 50.

	DOSES	NOMBRE de contractions à la minute	EXCURSION de la colonne liquide dans le manomètre T_1	EXCURSION dans le manomètre T_2	PRESSION maxima
			millimètres	millimètres	millimètres
3 h 30..	....	20	8	15	52
3 45..	1 cc.				
4 ...	....	24	9	16	64
4 30..	....	8	7	15	30
4 45 .	1				
5 ...	....	4	6	10	19
5 20............ Arrêt en diastole.					

On s'est servi de 2 centimètres cubes de la solution, soit 32 centigrammes de caféine. A la fin de l'expérience, on a constaté la diminution du nombre des battements et de l'asystolie. A ce moment, le cœur avait des mouvements vermiculaires. En enlevant le sang intoxiqué et en remettant du liquide nouveau, les battements ont réapparu au bout de vingt minutes.

Deuxième expérience. — 4 décembre 1886.

La grenouille en expérience pèse 35 grammes.

La hauteur du liquide dans le flacon F est de 20ᶜ, celle du ventricule de 7ᶜ.

La solution de citrate de caféine est faite à 1 pour 50.

	DOSES	NOMBRE de contractions à la minute	EXCURSION de la colonne liquide dans le manomètre T_1	EXCURSION dans le manomètre T_2	PRESSION maxima
			millimètres	millimètres	millimètres
4 h. 10..	....	20	16	9	69
4 15..	1/2 cc.				
4 25..	....	20	16	11	72
4 35..	1/2				
4 50..	....	20	15	13	73
5 »..	....	22	10	25	75
5 05..	1 cc.				
5 15.	....	22	10	14	
5 20..	1				
5 30..	....	22	7	12	77
5 35..	2				
5 40..	....	20	10	13	83
5 45..	2				
5 50..	....	15	15	8	67
5 55..	4				
6 »..	....	9	17	7	63
6 05..	2				
6 10..	....	9	18	6	
6 20..	....	8	18	5	43
6 25..	2				
6 30..	....	4	9	2	21
6 40..	....	2	5	1	0
7 05...............	Arrêt en diastole.				

On a employé 30 centigrammes de caféine. Nous avons remarqué dans le cours de l'expérience de l'arythmie et de l'asystolie. La diastole était très longue et se faisait en plusieurs fois, la systole avait lieu incomplètement

On voit en somme que la caféine détermine surtout un ralentissement très marqué des contractions cardiaques. A dose modérée, c'est-à-dire jusqu'à 10 centigrammes pour 150 de sang artificiel ou 0ᵍ066 pour 100, elle renforce le cœur, donne à ses contractions plus d'ampleur et plus d'énergie. La pression maxima a varié dans la première expérience de 52 à 64 et dans la seconde de 69 à 83, ce qui revient à 23,03 et 20,28 pour 100. A dose plus forte, elle ralentit le cœur, le paralyse, produit de l'arythmie, de l'asystolie et l'arrête en diastole. Elle est toxique dans la proportion de 32 centigrammes et 30 centigrammes pour 150 de sang, soit 21 et 20 centigrammes pour 100.

Les physiologistes qui se sont occupés de l'action de la caféine sur le cœur, sont très nombreux et la plupart d'entre eux admettent qu'elle produit un ralentissement des battements cardiaques, avec une augmentation de la tension vasculaire. Caron ayant pris 80 centigrammes de caféine vit son pouls descendre de 80 à 56; Méplain (1),qui répéta cette expérience, diminua le nombre de ses battements de 61 à 56. Jomand (2) eut des résultats analogues. Pour Prompt (3),

(1) MÉPLAIN. — *Du café.* — *Thèse de Paris, 1853.*

(2) JOMAND. — *Du café.* — *Thèse de Paris, 1869.*

(3) PROMPT. — *Archiv. générales de médecine, 1867.*

Trousseau, Penilleau (1) et Deltel (2) le café augmente au contraire le nombre des battements. C'est également l'opinion que soutient Sabarthez. « Mais, dit « M. Leven (3), on doit observer qu'à dose toxique, « la caféine commence toujours par augmenter le nombre des battements du cœur; ce n'est que dans la « seconde phase de son action qu'elle le ralentit. » Voit (4), Stuhlman (5) et Falk (6) sont arrivés aux mêmes conclusions.

Contrairement aux physiologistes dont nous venons de parler, Gentilhomme (7), prétend que la caféine est sans action sur le cœur. Aubert et Dehn partagent cette idée.

Binz (8), Henneguy (9) et Fonssagrives (10) croient qu'elle augmente la tension vasculaire.

---

(1) PENILLEAU. — *Etude du café au point de vue historique, hygiénique, physiologique et alimentaire.* — *Thèse de Paris,* 1864.

(2) DELTEL. — *Effets physiologiques et abus du café.* — *Thèse de Paris,* 1831.

(3) LEVEN. — *Théine et caféine.* — *Archives de physiologie,* 1869.

(4) VOIT. — Munich, 1860.

(5) STUHLMAN (de Friederwald). — *Caféine et son action toxique.* (*Bull. de thérapeutique,* 1837.)

(6) FALK. — *Virchow's Archiv.,* 1837.

(7) GENTILHOMME. — *Propriétés physiol. de la caféine.* — *Soc. méd. de Reims,* 1867.

(8) BINZ. — *Beitrage zur Kenntniss der Kaffeebestandtheile.* — *Archiv. für exp. Path. und Pharm.,* 1878.

(9) HENNEGUY. — *Etude phys. sur l'action des poisons.* — *Thèse de Montpellier,* 1875.

(10) FONSSAGRIVES. — *Café.* — *Dict. encyclop. des sc. méd.*

Giraud (1) qui a étudié l'action de la caféine dans le laboratoire de M. Lépine est arrivé aux conclusions suivantes :

La caféine

1o Diminue la fréquence du pouls ;
2o Augmente la tension artérielle ainsi que l'énergie des battements du cœur.

Leblond (2) après avoir expérimenté la caféine sur des cœurs isolés de tortue ou de grenouille au moyen de l'appareil de François Franck, construit dans le laboratoire de Marey, conclut ainsi à la fin de sa thèse : « A dose physiologique, elle diminue la fréquence du pouls en augmentant l'énergie des battements cardiaques. A dose toxique (chez les animaux à sang froid), elle ralentit de plus en plus le cœur jusqu'à ce qu'il s'arrête en systole. »

Enfin, d'après les dernières expériences de Riegel (3) (de Giessen) et de Becker (4), la caféine augmente l'énergie du cœur.

Nous voyons donc qu'il y a lieu, comme nous l'avons fait, de considérer ce médicament comme excitant à dose modérée, et paralysant à dose toxique.

---

(1) GIRARD. — *Contribution à l'étude physiologique et thérapeutique de la caféine.* — *Thèse de Lyon*, 1881.

(2) LEBLOND. — *Etude physiologique et thérapeutique de la caféine.* — *Thèse de Paris*, 1893.

(3) RIEGEL. — *Congrès de médecine interne de Berlin*, 1891.

(4) BECKER. — *Société de médecine de Berlin*, 1881.

VI — De la grendelia robusta.

La *grendelia robusta* est une plante de la famille des composées, dont l'extrait fluide a été employé contre les crises d'asthme. Pour étudier son action sur le cœur isolé, nous nous sommes servi précisément de cet extrait, qui contient de 15 à 20 pour 100 d'alcool.

Première expérience — 9 novembre 1886.

La grenouille en expérience pèse 34 grammes.

La hauteur du liquide sanguin dans le flacon est de 19ᶜ, celle du ventricule de 5ᶜ.

	DOSES	NOMBRE de contractions à la minute	EXCURSION de la colonne liquide dans le manomètre T_1	EXCURSION dans le manomètre T_2	PRESSION maxima
			millimètres	millimètres	centimètres
3 h. 45..	....	33	2	2	52
3 50..	5 gouttes				
4 »..	....	33	2	2	33
4 15..	....	33	2	4	54
4 30..	5				
4 40..	....	33	3	6	57
4 50..	5				
4 55..	....	31	6	7	57
5 »..	10				
5 10..	....	25	2	3	45
5 25.............	Arrêt du cœur en diastole.				

Deuxième expérience. — 11 novembre 1886.

Hauteur du liquide 20e, du ventricule 8e.
On emploie le même extrait.

	DOSES	NOMBRE de contractions à la minute	EXCURSION de la colonne liquide dans le manomètre T_1	EXCURSION dans le manomètre T_2	PRESSION maxima
			millimètres	millimètres	centimètres
3 h. 30..	....	22	2	2	66
3 40..	5 gouttes				
3 50..	....	18	2	4	66
3 55..	5				
4 »..	....	15	8	9	70
4 10..	5				
4 20..	....	19	14	13	73
4 30..	10				
4 40..	....	20	3	4	54
4 50..	....	22	3	3	38
5 »..	5				
5 10..	....	18	3	2	19
5 40..........	Arrêt en diastole.				

Avec 25 gouttes, la diastole a commencé à se faire
plus lentement; la systole, au contraire, est devenue
très brusque : on n'a pas eu d'irrégularité ni d'aryth-

mie, si ce n'est à la fin de l'expérience où on a remarqué des mouvements vermiculaires du cœur.

En étudiant les tableaux précédents, nous voyons que la *grendelia robusta* n'a pas d'action sur le nombre des battements cardiaques, qu'elle n'accélère ni ne ralentit pas. A la dose de 15 gouttes pour 150 de liquide sanguin ou 15 pour 100, elle augmente l'énergie du cœur, donne à sa contraction une plus grande force et une plus grande ampleur. Elle a élevé la pression maxima de 52 à 57 dans la première expérience et de 66 à 73 dans la deuxième, ce qui revient à 9,6 et 10,6 pour 100.

Au delà de cette dose, la *grendelia robusta* devient toxique, et il suffit pour arrêter le cœur, dans les conditions de notre expérimentation, de 25 ou 30 gouttes pour 150, soit 16 ou 20 gouttes pour 100.

Il ne faut pas oublier cependant que notre extrait fluide contient un peu d'alcool et que celui-ci, d'après ce que nous avons vu, en le faisant agir sur le cœur détaché, augmente sa force de contraction et la pression. Cette influence reconnue et mise à part, il est certain que la *grendelia robusta* a sur le cœur une influence excitante, légère si on le veut, mais évidente.

Nous ne savons pas dans quelles conditions on peut l'administrer ; mais, dès à présent, nous la considérons comme un tonique cardiaque, différant de la digitale et de la caféine en ce qu'elle ne ralentit pas les battements.

VII. — Ether, chloroforme et chloral.

1° *Ether.*

Première expérience. — 23 novembre 1886.

Poids de la grenouille 37 grammes.

La hauteur du liquide dans le flacon F est de 20ᶜ, celle du ventricule 9ᶜ.

On s'est servi d'ether sulfurique à 50 degrés.

	DOSES	NOMBRE de contractions à la minute	EXCURSION de la colonne liquide dans le manomètre T_1	EXCURSION dans le manomètre T_2	PRESSION maxima
			millimètres	millimètres	centimètres
4 h. »..	....	15	9	10	52
4 05..	1/2 cc.				
4 15..	....	20	10	20	64
4 20..	1/2				
4 30..	....	7	11	18	60
4 45..	1/2				
5 »..	....	9			
5 05..	....	4	8	12	45
5 10..	1/2				
5 25............		Arrêt du cœur en systole.			

La fibre musculaire est très noire, le liquide sanguin a la même couleur.

Le passage de l'eau salée dans le cœur le ranime au bout de quelques instants. On a eu pendant l'expérience une irrégularité assez marquée des battements et à la fin une véritable asystolie.

Deuxième expérience. — 24 novembre 1886.

Hauteur du liquide 66ᶜ, du ventricule 7ᶜ.

	DOSES	NOMBRE de contractions à la minute	EXCURSION de la colonne liquide dans le manomètre T_1	EXCURSION dans le manomètre T_2	PRESSION maxima
			millimètres	millimètres	centimètres
3 h. ...	....	15	9	20	66
3 10..	1/2 cc.				
3 20..	....	20	10	28	72
3 30..	....	22	15	30	79
3 35..	....	12	15	25	75
3 50..	....	12	12	25	70
4 10..	....	11	10	24	61
4 20..	1/2				
4 30..	....	10	8	23	52
4 40..	....	10	8	22	48
4 50..	....	7	6	19	43
5 10..	1/2				
5 20..	....	6	6	19	40
5 30..	....	5	6	16	35
5 45..	....	6	6	10	22
6 »..	1/2				
6 10..	....	4	4	9	20
6 20..	....	2	4	5	»
6 25.......... Arrêt en systole.					

— 82 —

Le cœur est très rétracté; il est noir comme le sang qui l'irrigue. L'eau salée le ranime pour quelques instants, puis il s'arrête de nouveau en systole. Nous avons noté également de l'irrégularité des battements et de la contraction cardiaque.

L'éther est donc toxique pour le cœur à la dose de 2cc pour 150 de liquide artificiel, c'est-à-dire 1cc et 3 dixièmes pour 100. A la dose de 1/2cc pour 150 il est au contraire excitant et a élevé la pression de 52 à 64 dans la première expérience, et de 66 à 79 dans la seconde, soit de 23 et de 19 pour 100. Il a une action assez marquée sur les battements du cœur qu'il ralentit et qu'il rend irréguliers.

2° Chloroforme.

Troisième expérience — 20 novembre 1886.

Hauteur du liquide 24c, du ventricule 9c.

	DOSES	NOMBRE de contractions à la minute	EXCURSION de la réglette liquide dans le manomètre T_1	EXCURSION dans le manomètre T_2	PRESSION maxima
			millim.	millim.	cent. mètre
3 h. 15..	....	32	7	7	45
3 20..	1/2 cc.				
3 30..	....	24	10	12	54
3 40..	....	18	17	13	66
3 55..	....	11	22	17	79
4 15..	....	15	21	15	65
4 35..	....	20	20	14	58
5 ...	....	19	16	10	43
5 05..	1/2				
5 10..	....	14	14	8	32
5 30..	....	3	14	5	
5 40............	Arrêt subit.				

L'eau salée ranime le cœur.

Ce tableau nous montre que le chloroforme ralentit le cœur. Tout d'abord, il lui donne une plus grande énergie, augmente la grandeur de la diastole et la force de la systole. La pression a varié de 45 à 70 pour 150 ou de 55 pour 100.

Il faut pour arrêter le cœur 1 centimètre cube de chloroforme, soit $0^{cc},6$ pour 100. Comme l'éther, il provoque de l'irrégularité des contractions, mais moins que lui.

3° *Chloral.*

Quatrième expérience. — 22 novembre 1886.

Hauteur du liquide 20^c, du ventricule 8^c.

On emploie une solution de chloral à 1 pour 20 d'eau distillée.

	DOSES	NOMBRE de contractions à la minute	EXCURSION de la colonne liquide dans le manomètre T_1	EXCURSION dans le manomètre T_2	PRESSION maxima
			millimètres	millimètres	centimètres
3 h. 15..	....	23	10	7	55
3 20..	1/2 cc.				
3 30..	....	22	11		
3 40..	....	20	20	14	63
3 55..	....	12	25	17	60
4 10..	....	9	27	18	72
4 25 .	....	5	30	22	75
4 30..	1/2				
4 35..	....	3	32	20	68
4 45 .	....	3	32	20	65
4 50..	1/2				
5 »..	....	2	32	15	53
5 10..	1/2				
5 21.............	Arrêt subit.				

Il n'y a pas eu d'irrégularité dans le cours de l'expérience. Pour arrêter le cœur, il a fallu 2 centimètres cubes de la solution, soit 1 décigramme de chloral pour 150 de sang artificiel ou 0ᵍ066 pour 100. À la dose de 1/2cc, il s'est produit de l'excitation cardiaque avec augmentation de la force et de la grandeur des systoles, le ventricule se remplissant plus largement et envoyant des ondées plus considérables. La pression maxima s'est élevée de 55 à 75, soit 36 pour 100. Le nombre des contractions n'a jamais augmenté, mais a subi une diminution lente et continue.

De l'étude comparative que nous pouvons faire de ces trois anesthésiques, il résulte que le chloroforme et le chloral diminuent tous deux le nombre des battements cardiaques et que cette action est surtout marquée pour la première de ces substances. Ils ont tous deux une action excitante, qui se traduit par l'augmentation de la force systolique et de l'amplitude diastolique.

En somme, ils ont une action identique sur le cœur isolé.

L'éther, au contraire, augmente primitivement le nombre des battements cardiaques, légèrement il est vrai, mais d'une façon évidente; puis, il ne tarde pas à ralentir ceux-ci, à l'exemple des autres anesthésiques que nous avons étudiés. Parallèlement à cette augmentation, il a une action excitante sur la contraction, qui devient ensuite dépressive et paralysante, lorsque le ralentissement se produit.

L'éther occasionne beaucoup d'irrégularités et le cœur meurt dans une véritable asystolie. Le chloroforme en donne moins et l'arrêt qui se produit est presque subit. Le chloral agit de même et d'une façon encore plus évidente ; l'on sait, en effet, que ce médicament, tout en ralentissant les battements, régularise le cœur et fait disparaître, par exemple, les intermittences, qui sont normales chez le chien, probablement à cause des formiates qui se forment, comme le pense M. le professeur Arloing (1).

A forte dose, ces trois anesthésiques deviennent toxiques : le cœur s'arrête si on mélange au sang artificiel 1 centimètre cube de chloroforme, 2cc d'éther ou 1 décigramme de chloral, ce qui donne en poids, connaissant la densité de l'éther qui de 0,72 à $+ 15^o$, et celle du chloroforme, qui est de 1,48 à $+ 18^o$, 1gr,44 pour le premier et 1gr,48 pour le second. L'éther est donc à peu près aussi toxique que le chloroforme si l'on tient compte du poids et la moitié moins que le chloroforme si l'on considère le volume. Ceci ne doit pas nous étonner puisque le chloroforme pèse un peu plus du double de l'éther à la même température. Ces doses étant calculées pour 150 grammes de liquide artificiel, si nous les ramenons à 100, nous aurons 0gr,066 de chloral, 0,96 d'éther et 0gr,98 de chloroforme.

On s'est beaucoup occupé de l'action des anesthésiques sur le cœur et des dangers qu'ils présentaient à ce point de vue. M. Arloing a spécialement étudié dans

---

(1) S. Arloing. — *Recherches expérimentales comparatives sur l'action du chloral, du chloroforme et de l'éther avec applications pratiques.* — *Thèse de Lyon,* 1879.

sa thèse l'éther, le chloroforme et le chloral, et a fait de nombreuses expériences avec ces substances, mais non sur des organes isolés comme nous l'avons fait nous-même. Pour lui, l'éther amène d'abord une période d'excitation caractérisée par l'augmentation de la grandeur des systoles, du nombre des battements, augmentation suivie rapidement d'une diminution de la force du cœur allant jusqu'à la paralysie et un ralentissement qui ne fait que s'accroître jusqu'à l'arrêt complet; l'éther en effet, amenant la mort par syncope, puis par paralysie des ganglions cardiaques.

C'est là l'opinion de Giacomini et de Majon, qui admettent que l'éther augmente la fréquence du pouls.

Tel n'est pas cependant l'avis de Trousseau et Pidoux et de Jonathan Pereira, qui prétendent, au contraire, que le pouls se ralentit immédiatement.

Cette différence d'opinions s'explique parfaitement en tenant compte des doses et de l'état du sujet.

Barallier (de Toulon) croit que, à doses modérées, l'éther anime la circulation et donne plus d'ampleur au pouls sans augmenter sensiblement sa fréquence. Nous avons, en effet, constaté cette légère augmentation des contractions cardiaques et noté l'excitation correspondante, dues à l'action directe de l'éther sur le cœur.

Pour Arloing, l'éther ferait baisser le cœur et diminuerait le travail de cet organe, tandis que le chloroforme produirait un effet inverse. D'après Vulpian (1),

---

(1) VULPIAN. — *Sur l'action qu'exercent les anesthésiques sur les ganglions cardiaques.* — (C. r. de l'Académie des sciences, 1874.)

la mort par le chloroforme arriverait par arrêt du cœur. Flourens, qui a le premier étudié le chloroforme au point de vue de la circulation, admet qu'il y a d'abord une influence excito-cardiaque au début, excitation qui, d'après Paul Bert (1), serait due à l'action topique et irritante du médicament.

Nous avons vu que le chloroforme avait en effet une action excitante primitive, mais produisant d'emblée le ralentissement du cœur. Ce dernier résultat, différent de celui qu'ont trouvé les physiologistes, tient sans doute au genre de notre expérimentation, où nous avons supprimé l'action des centres nerveux.

Pour O. Liebreich (2), qui étudia le premier le chloral, cette substance tue le cœur par les ganglions.

Dieulafoy et Krishaber prétendent qu'il modifie profondément le rythme et le nombre des battements cardiaques.

Notre maître, M. Horand (3), qui a fait de nombreuses expériences sur le chloral, admet qu'il diminue sensiblement les contractions du cœur.

Cl. Bernard et Vulpian ont signalé à doses élevées l'affaiblissement des systoles ventriculaires.

Pour François Franck et Troquart (4), le chloral

---

(1) P. BERT. — *De la prétendue excitation du chloroforme.* — (C. r. de l'Académie des sciences, 1867.)

(2) LIEBREICH. — (*Hydrate de chloral*). — Paris, 1870.

(3) M. A. HORAND et M. PERCH. — *Etudes cliniques et expérimentales sur le chloral, recherche de ses antidotes,* 1872.

(4) R. TROQUART. — *Thèse de Paris,* 1877.

ralentit les mouvements du cœur; le ventricule se remplit largement pendant les longues diastoles et envoie de fortes ondées.

Offret et Bouchut ont constaté que son action dépressive sur le cœur était peu marquée si les doses sont faibles. A haute dose, Gubler le regarde comme un poison du cœur.

Nous avons déjà vu que, d'après Arloing, le chloral avait une action régulatrice.

Quoi qu'il en soit, on peut dire qu'il ralentit les battements, et que, si à faible dose il produit une excitation, à dose plus élevée, il faut le considérer comme un paralysant cardiaque.

CINQUIÈME PARTIE

CONCLUSIONS GÉNÉRALES

Nous avons, après chaque série d'expériences, donné
et discuté les conclusions que nous pouvions déduire
de celles-ci. Il serait donc superflu et inutile de les
répéter ici, et nous ne pouvons mieux faire que de ren-
voyer le lecteur aux différents chapitres traitant des
médicaments dont nous avons recherché l'effet sur
le cœur isolé. Nous ne reviendrons pas sur leur action,
que nous avons exposée longuement plus haut, et nous
nous bornerons à quelques aperçus généraux inspirés
par l'ensemble de nos expériences.

Les substances, que nous avons étudiées, ont toutes
une action toxique sur le cœur à des doses plus ou
moins fortes. Les unes peuvent être considérées comme
excitantes cardiaques, en ce sens qu'elles augmentent
l'énergie du cœur, sa force de contraction ventriculaire
et la pression maxima à laquelle il peut faire équilibre;
les autres doivent être regardées comme paralysantes,
car dès leur introduction dans le sang artificiel, qui
entretient la vitalité de l'organe, elles paralysent
celui-ci.

Parmi les premières nous rangerons, à des degrés
divers, l'aniline, l'acétanilide, la quinine, l'acide salicyli-

que, l'atropine, la caféine, la *grendelia robusta*, l'éther, le chloroforme et le chloral; parmi les secondes nous placerons la formanilide, l'antipyrine et la quassine.

Ceci n'est vrai qu'avec des doses modérées : si on dépasse celles-ci, le médicament, qui était excitant tout d'abord, devient paralysant ensuite, et après avoir tonifié et réconforté le cœur, l'immobilise et le tue. Mais cette mort n'est que physiologique; la fibre musculaire n'est pas détruite, car en changeant le liquide artificiel et en mettant au contact du cœur ce sang nouveau, les battements reviennent au bout d'un instant, pour disparaître derechef au contact de la substance paralysante.

En somme, ce qui se dégage surtout de notre travail, c'est cette grande loi de Claude Bernard que nous approuvons pleinement, que : « Toute substance qui, « à petite dose, excite les propriétés ou la fonction « d'un élément anatomique, les anéantit à haute « dose. »

TABLE DES MATIÈRES

Vue d'ensemble de l'appareil.

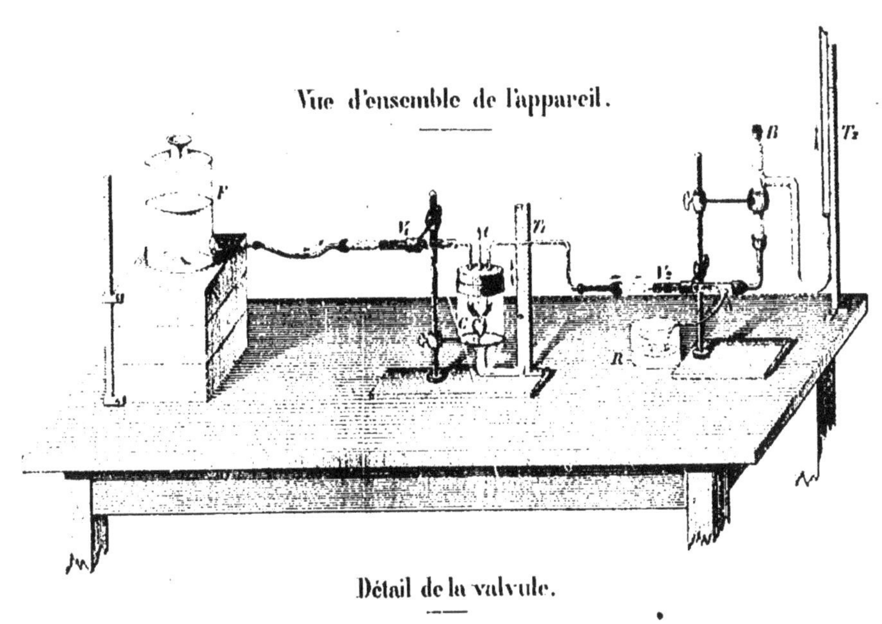

Détail de la valvule.

Recherches sur les poisons du cœur. — Paul Yvel. 1887.

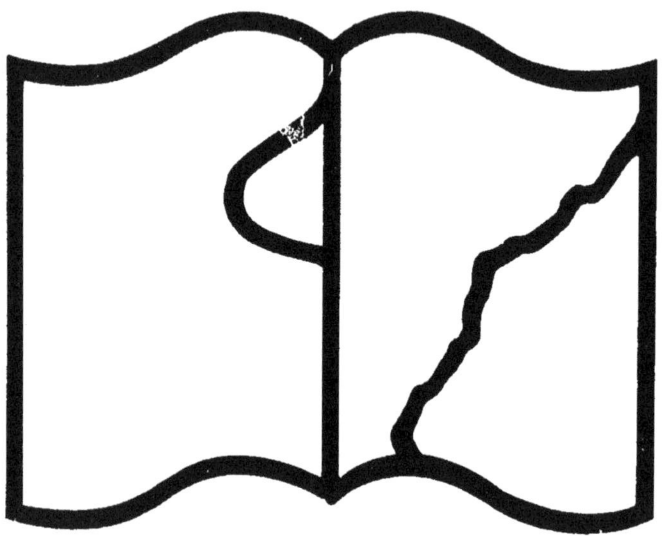

Texte détérioré — reliure défectueuse

NF Z 43-120-11